スマホねこ背
パソコン腰痛
を
一発改善！

高岡式

背骨1分ゆる体操

運動科学総合

小学館

はじめに

スマホやパソコンなどのデジタルデバイスを使うことが当たり前になった現代、スマホねこ背やパソコン腰痛は、もはや国民病と言っても過言ではないでしょう。

スマホかパソコンのどちらかを毎日8時間以上、合わせて10時間以上使っている人は、体も心もまともではいられません。たとえ自覚はなくとも、脳と目の疲労はすさまじく、頸椎《けいつい》や胸椎《きょうつい》などの背骨は変形し、周囲のたくさんの筋肉はガチガチ、コチコチに硬縮し、血液の循環は極度に低下しています。身体で最も重要な神経系・循環系・運動能力の根幹である背骨と筋肉がここまで悪いのですから、そのストレスと疲労は、身体面、精神面、頭脳のすべてで常に破綻寸前の状態です。

ではなぜ、皆そのことに気づかないのでしょうか？　それはすべてがじんわりとひそかに音もなくあなたを襲ってくるからです。

その対策で最も有効なのが、本書のテーマである「背骨」のゆる体操です。一つのメソッドで脳の疲労解消、姿勢改善、筋肉の硬縮解消、心の解放が同時にできてしまう、画期的な体操法です。詳しくは34ページから説明しますが、やり方は簡単です。柱や壁に角があるでしょう。床から天井までまっすぐに立っているあの角です。あれに寄りかかって背骨の右または左の筋肉を当てて、上下に身体を動かしてこするだけの体操です。これがデジタルデバイス依存に世界で一番効く体操法です。

何？　立ってやるのが面倒くさい？　自分の部屋に柱や壁の角がない？　ではもっと超絶ラクで簡単なやり方をお教えしましょう。あお向けに寝て背骨をゆるめ、ときほぐす体操です。これは超ラクです。そして「一つの体操ですべてに効く」完璧な体操です。

人の個性や好みに応えるには、それにピタリとはまるいろいろなタイプの体操法が必要です。種類が豊富で、しかもどの体操法もすべて超簡単で、ラクで、気持ちよく、快適で、すぐに効果がわかり、そして続ければ続けるほど効果も深まってくる。自分自身で〝伸びしろ〟も実感できる。そんな体操法ばかりを揃えたのが、本書の「ゆる体操」です。

こうしたコスパ最高のラクチンな「ゆる体操」を開発した私は、運動科学者として「ゆる体操」と同じ科学的なメカニズムの研究成果を活かし、アスリートや一般の方々の脳と身体の機能向上を目的に多くの仕事をしてきました。

長年低迷を続けていた日本サッカー界で選手の身体の使い方の問題点を科学的に明らか

にし、日本サッカーを今日の画期的躍進に導いたり、軸による全身バランスや洗練された筋力発揮を促す筋トレ（レフ筋トレ）の考え方を広めてオリンピックでの多くの選手の活躍にも貢献してきました。また、イチローやボルトの圧倒的に優れた身体の使い方の特徴や動きの構造を世界で初めて科学的に解明し、書籍で発表してきました。

本書でご紹介する「ゆる体操」は、そうした現代のトップ・オブ・トップアスリートや、自然界で生きる野生動物、そして昔日の武術の達人に共通する〝脳と身体〟の使い方を解明した研究から生まれた、世界最高のコスパ体操法です。

ベッドで安静中の病人でもケガ人でも誰でも、必ず自分の症状や体の不調の改善にプラスとなり、さらに病傷や困った状態に陥っていること自体からのストレスをも軽減し、快適感をもたらす効果が期待できます。精神的にも、身体的にも、頭脳的にも自己改善してくれる、実にたくさんの面白いアイデアの体操法が用意されています。

本書の「ゆる体操」を実践していただければ、読者の皆さんの体の不調はスッキリ改善されるはずです。さあ、ご一緒に「ゆる体操」を始めましょう。

高岡英夫

感謝の声が届いています

高岡式「背骨1分ゆる体操」は、この20数年間、多くの人の健康増進と高能力化に貢献してきました。ここでは、体操を実践された方から頂いた体操の効果の報告と感謝の言葉を掲載します。ゆる体操は、人生を明るくしてくれるのです！

「長年悩まされ続けていた腰痛が改善した」

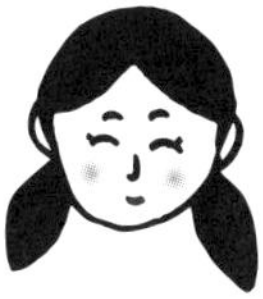

45歳　女性　雑誌編集者

職業柄、パソコンを使用した長時間のデスクワークによる腰痛や眼精疲労、肩こり、手首・前腕の疲労と腱鞘炎《けんしょうえん》などに悩まされていました。薬を飲んでいましたが、あまり改善しなかったので、友人のすすめでゆる体操の教室に通い始めました。指導員の方に抱えている症状の悩みを正直に打ち明けたところ「一週間で9割は治ります」と言われ、本当かな……と。ゆる体操の代表的なものをいくつかと壁の角で背骨スリスリ体操、椅子で背もたれ首モゾを70分ほど行ったところ、なにしろ気持ちがよくて、帰る時には全体の7割くらいはよくなっている気がしました。その後も毎日45分続けたら、薬を止めたのにもかかわらず本当に9割治ってしまいました。特に長年悩まされ続けていた腰痛が改善したのはうれしかったです。いまもさらに気持ちのいい身体を目指して、日々ゆる体操に励んでいます。

「背中の筋肉がときほぐれ、ねこ背姿勢が改善」

71歳　男性　出版プロデューサー

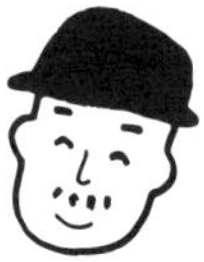

最近モノを買ったり、ネットで調べ物をする際にスマホを頻繁に使います。スマホは便利なのですが、長時間使った後は目が疲れ、首や背中まわりの筋肉もガチガチにこってしまい、その不快な症状に悩まされていました。ある時、高岡先生の体操を知り、背骨スリスリ体操を試したところビックリ！背骨まわりの筋肉のこりがみるみるときほぐれていったのです。ねこ背気味の姿勢がスッと伸び、目の疲れもスッキリ取れて、まわりの世界がいつもより明るく立体的に見えました。そして、趣味のゴルフでも以前はできなかった動きがラクにできるようになりました。

目次

はじめに……2

感謝の声が届いています……5

第1章 スマホねこ背とパソコン腰痛の正体

●いま、スマホねこ背とパソコン腰痛に苦しむ人が急増している！……12

●スマホねこ背とパソコン腰痛の改善ポイントは「センター（軸）」と「ルースニング（緩解《かんかい》）」……16

●本来あるべき正しい背骨の形と軸……20

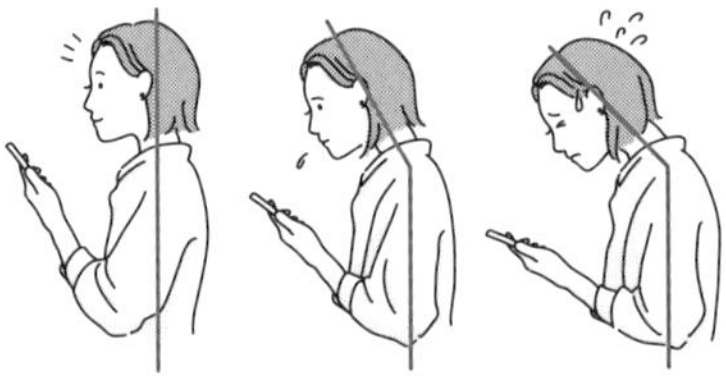

●「ルースニング」で椎間板に栄養を届ける！……24

●軸から背骨が外れることが、スマホねこ背とパソコン腰痛を引き起こす原因に……26

●ゆるコラム① ますます動かなくなりつつある私たちが健康を守るためにできる最初の一歩……32

第2章 高岡式 背骨スリスリ1分体操で背骨を改善！

●「背骨スリスリ1分体操」を始める前に……34

●体操の効果を圧倒的に高める「環境センター法」……37

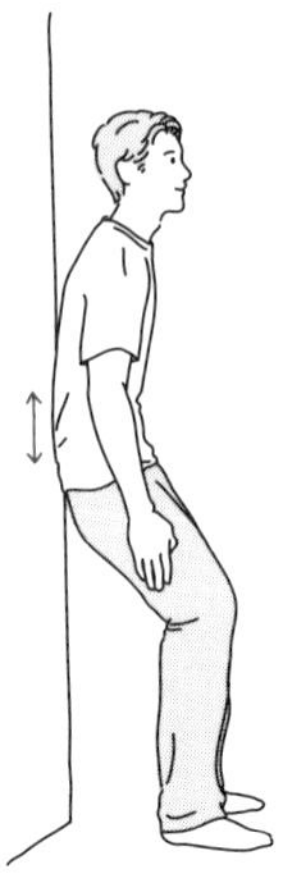

●やってみよう！「背骨スリスリ体操」……40
●「背骨スリスリ体操」で
実感できる身近なメリット4選……44
メリット① 常日頃から快適でいられる
メリット② いつでもどこでもできる
メリット③ 認知・運動能力が向上する
メリット④ お金がかからず無料
●背骨スリスリ体操がスマホねこ背、
パソコン腰痛に即！ 効く理由……46
●背骨スリスリ体操は認知症を予防する！……48
●背骨スリスリ体操は「自律神経」を整える！……50
●背骨スリスリ体操で
身体のあらゆる動きがスムーズになる！……52
●ゆるコラム②
眼精疲労は首と背骨のケアから……54

第3章 ねこ背と腰痛を改善する1分ゆる体操8選！

●スマホねこ背を改善するゆる体操4選……56
スマホねこ背改善ゆる体操① 首ゴローリ……57
スマホねこ背改善ゆる体操② 肩ユッタリ……58
スマホねこ背改善ゆる体操③ 胸背《むねせ》フワ……60
スマホねこ背改善ゆる体操④ 背もたれ首モゾ……62
●パソコン腰痛を改善するゆる体操4選……63
パソコン腰痛改善ゆる体操① 壁腰モゾ・腕腰モゾ……64
パソコン腰痛改善ゆる体操② 膝クル……66
パソコン腰痛改善ゆる体操③ 両膝グニュー……67
パソコン腰痛改善ゆる体操④ 背腰ダラー・両膝背腰ダラー……68

●ゆるコラム③
身体をゆるめると疲労が取れやすくなる……70

第4章

正しい立ち姿勢と立ち姿勢の改善法

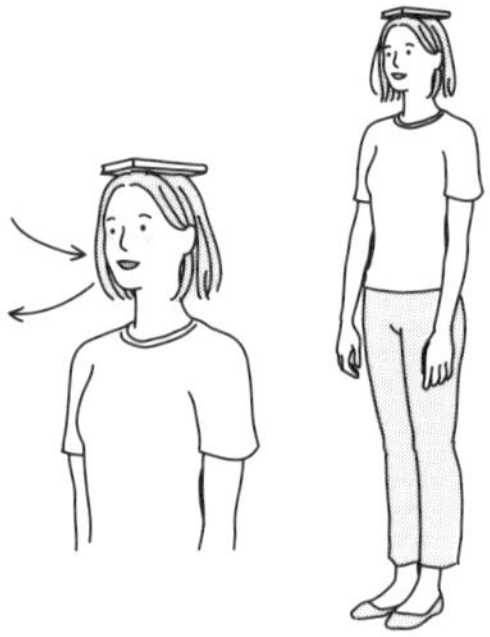

●全身をゆるめて、地芯から立ち上がる「センター」に身を任せる……72
●立つことは、人類最高のトレーニング法であると同時に最大のストレスにもなる……74
●「高岡式頭載通軸法」で軸と姿勢を改善！……76
●頭上運搬で「センター（軸）」を習得した女性たち……80

●ゆるコラム④
背骨ケア・姿勢改善により期待できる効果……82

第5章

スマホ・パソコン使用時の正しい姿勢のつくり方

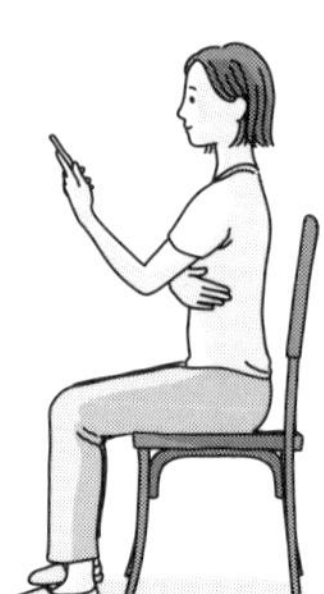

●スマホ使用時の正しい姿勢のつくり方……86
●パソコン使用時の正しい姿勢のつくり方……90
●スマホ・パソコンを使っているときも意識的に身体をゆるめる、定期的に立ち上がる……92
●正しく座る秘訣は「坐骨で立つ」こと！……94
●坐骨で立てるようになる「坐骨モゾ」……96

●「高岡式1分正座通軸法」で正しい姿勢を身につけよう！……100
●「高岡式1分正座通軸法」をさらに楽しむ4つの方法……102
①一面手を合わせて正中面をつくる
②朝起床時に脳を活性化
③外気に触れながら日光浴
④本を活用し、軸を強化する
●ゆるコラム⑤
ほんの少しの工夫で通勤時間が良質のトレーニング時間に！……104

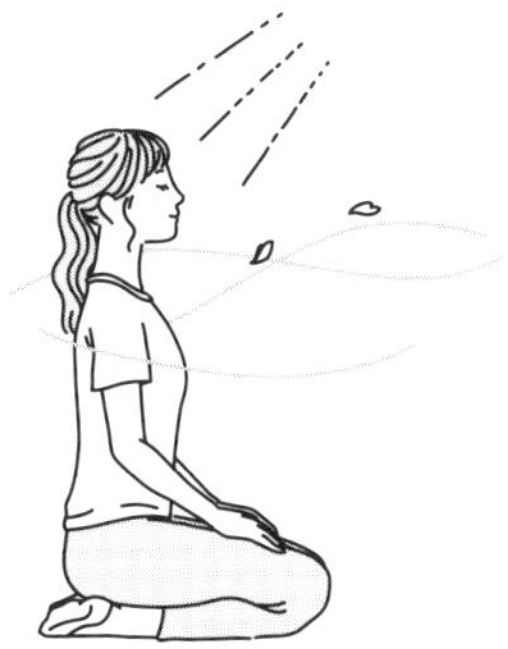

第6章 ねこ背と腰痛改善に効く高岡式呼吸法とゆる体操

●スマホねこ背とパソコン腰痛の改善に役立つ
高岡式呼吸法3選「ベース1・2・3」……106
ベース1 呼吸体操……107
ベース2 胸腹《きょうふく》呼吸法……108
ベース3 腹腰《ふくよう》呼吸法……109
●スマホねこ背とパソコン腰痛の改善に役立つ
ゆる体操① 寝ゆる3選……110
寝ゆる1 腰モゾ……111
寝ゆる2 すねプラ……112
寝ゆる3 膝コゾ……113

●スマホねこ背とパソコン腰痛の改善に役立つ
ゆる体操② 座ゆる・椅子ゆる3選……114
座ゆる1 足スリ……115
座ゆる2 足首クロス……116
椅子ゆる 腿《もも》ユッタリ……117
●スマホねこ背とパソコン腰痛の改善に役立つ
ゆる体操③ 立ちゆる3選……118
立ちゆる1 腹腰《はらこし》フワ……119
立ちゆる2 魚クネ……120
立ちゆる3 足ネバ……121
●ゆるコラム⑥
脳のさまざまな機能を高め、
脳全体を改善するゆる体操……122
おわりに……124
背骨1分ゆる体操の無料動画のご案内……128

※本書で紹介している体操は無理のない範囲で行い、痛みや不快感がある場合はすぐに中止してください。
※現在治療中の方は、医師に相談のうえご活用ください。

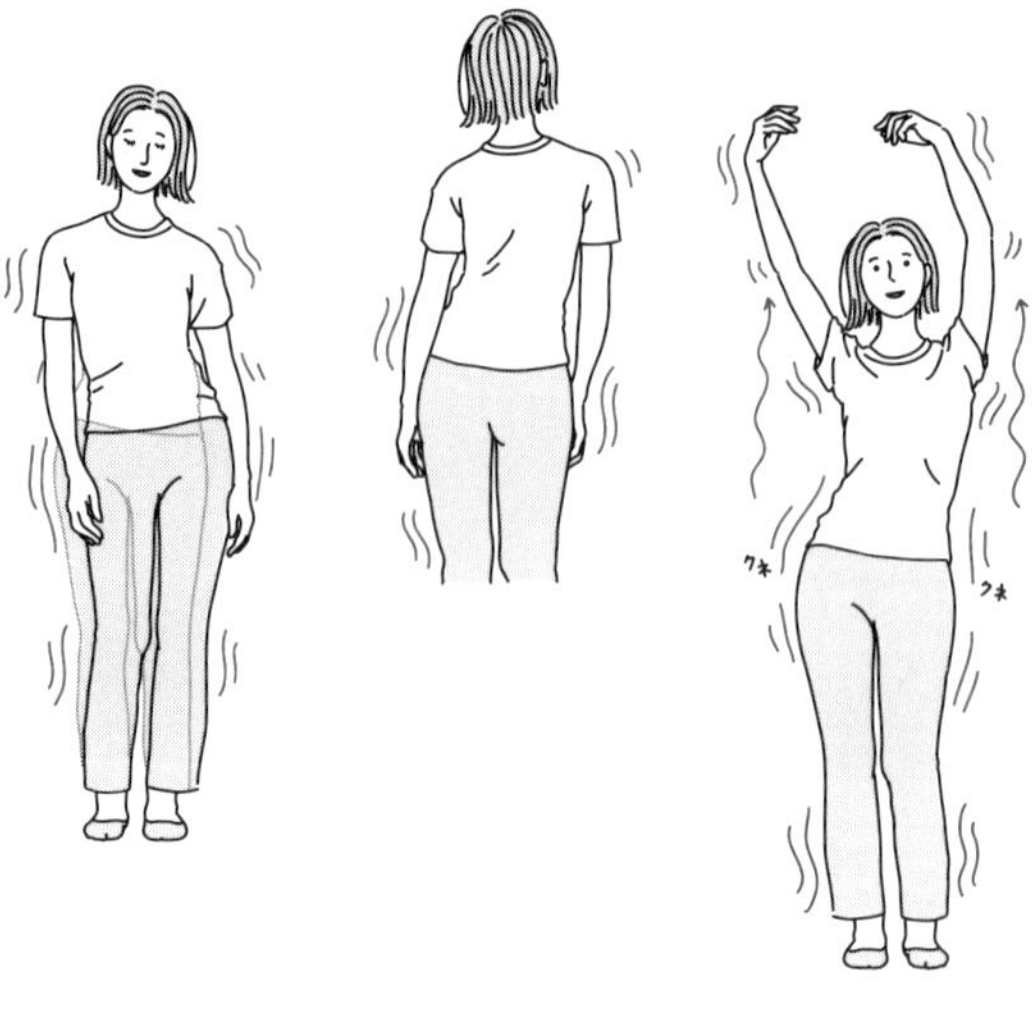

第1章

スマホねこ背とパソコン腰痛の正体

いま、スマホねこ背とパソコン腰痛に苦しむ人が急増している！

スマホやパソコンは、いまや現代人にとって欠かせないデジタル機器です。ところが、スマホやパソコンを誤った姿勢で使い続けることによって、さまざまな症状に苦しむ人が急増しています。その症状の代表ともいえるのが「スマホねこ背」と「パソコン腰痛」です。

「スマホねこ背」は、スマホを長時間夢中になって使い続けた結果、首が前に突き出て、首のつけ根から背中にかけてが過剰に丸まってしまった状態のことです。

電車の中を見渡せば、スマホに夢中になって前かがみになっている多くの人の姿を目にします。手元のスマホの画面を長時間のぞき込むことで、首や背中の筋肉が動かないまま固くこわばり、本来ゆるやかに前弯《ぜんわん》（前方に凸のカーブ）しているはずの首の骨（頸椎）までもがまっすぐな形で固定されてしまうのです。いわゆる「ストレートネック」といわれる症状です。

首を前に傾けると、首が垂直の状態に比べ、頭の重さによる首や背中への負担がはるかに大きくなります。首が15度前に傾いただけでも、頭の重さによる首への負荷は約2・5倍になり、さらに首が45度まで前に傾くと首への負荷は約4・5倍にもなるのです。

成人の頭の平均的な重さは4～6キロといわれていますから、仮に5キロと仮定すると45度前傾すれば首には22～23キロもの負荷がかかる計算になります。

長時間にわたり首まわりの斜角筋《しゃかくきん》や胸鎖乳突筋《きょうさにゅうとつきん》、頭半棘筋《とうはんきょくきん》、後頭下筋群《こうとうかきんぐん》、僧帽筋《そうぼうきん》、肩甲《けんこう》挙筋《きょきん》などの筋肉に強い負荷がかかったり、動かないままの状態が続くと、疲労物質が蓄積され、首こり・肩こり・脊椎《せきつい》こりが生じます。首こり・肩こりはまだ気づきやすいのですが、脊椎こりは気づきにくく、しかもこれが最も大きなこりになるのです。

脊椎こりは、背骨まわりの横突棘筋《おうとつきょくきん》（長短回旋筋《ちょうたんかいせんきん》・多裂筋《たれつきん》・半棘筋《はんきょくきん》）や脊柱起《せきちゅうき》立筋《りつきん》（腸肋筋《ちょうろくきん》・最長筋《さいちょうきん》・棘《きょく》筋《きん》）がこわばって、ガチガチにこり固まった症状です。これらの筋肉のこりは、身体中にさまざまな不調を引き起こします。

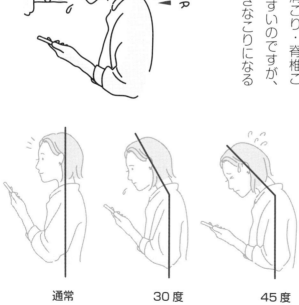

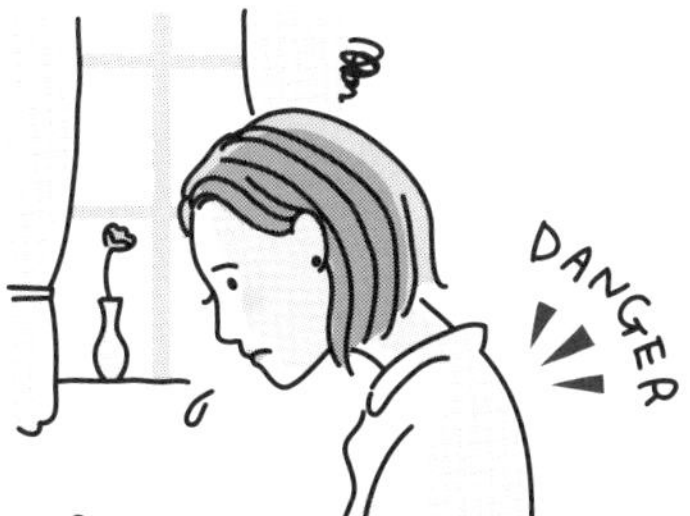

「スマホねこ背」に苦しんでいる人は、手持ち無沙汰でスマホをいじっている人が多いのではないでしょうか。しかし、スマホねこ背を改善したければ、このスマホをダラダラと使う習慣を改める必要があります。一歩間違えば、スマホ依存症に陥る恐れもあるからです。

一方、「パソコン腰痛」は、長時間デスクワークに適さない姿勢で椅子に座ってパソコン作業を行うことによって生じる腰痛のことです。

特にコロナ禍以降、在宅勤務が増えた頃から、この症状に苦しむ人の声が多く聞かれるようになりました。それは長時間の勤務に適さないテーブルや椅子を使ってパソコン業務を行うことに加え、きちんとした正しい座り方ができていないことが、大きな原因です。

自宅に十分なワークスペースを確保できない人のなかには、こたつなどの低いテーブルの上にパソコンを置いたり、膝の上にノートパソコンを置いてソファやベッドに座りながら作業する人もいます。これでは、どうしても目線が低くなり、背中や腰が丸まって腰椎や椎間板に必要以上に大きな負荷をかけてしまいます。

脊椎には、次の4つの大事な役割があります。それは「身体を支持すること」「身体を動かすこと」「肋骨とともに内臓を保護すること」「脊髄などの中枢神経を保護すること」です。

つまりスマホねこ背やパソコン腰痛になると、身体をうまく支えたり動かすことができなくなるだけでなく、内臓に悪影響を与えたり、自律神経のバランスを乱すなど多くのマイナス症状を引き起こす恐れがあるのです。

図1を見てください。これは立ったときの姿勢にかかる腰椎への負担を100と仮定したとき、それぞれの姿勢における腰椎への負荷を比較したグラフです。立位より座位の方が腰椎に1・4倍もの強い負荷がかかっていることに驚かれる人も多いでしょう。つまり、座っているときは立っているとき以上に姿勢に気をつけなくてはならないのです。

正しい座り方を身につけることができれば、スマホねこ背とパソコン腰痛を未然に防ぐことができます。ぜひ本書でスマホとパソコンを正しい姿勢で扱う方法を身につけてください。

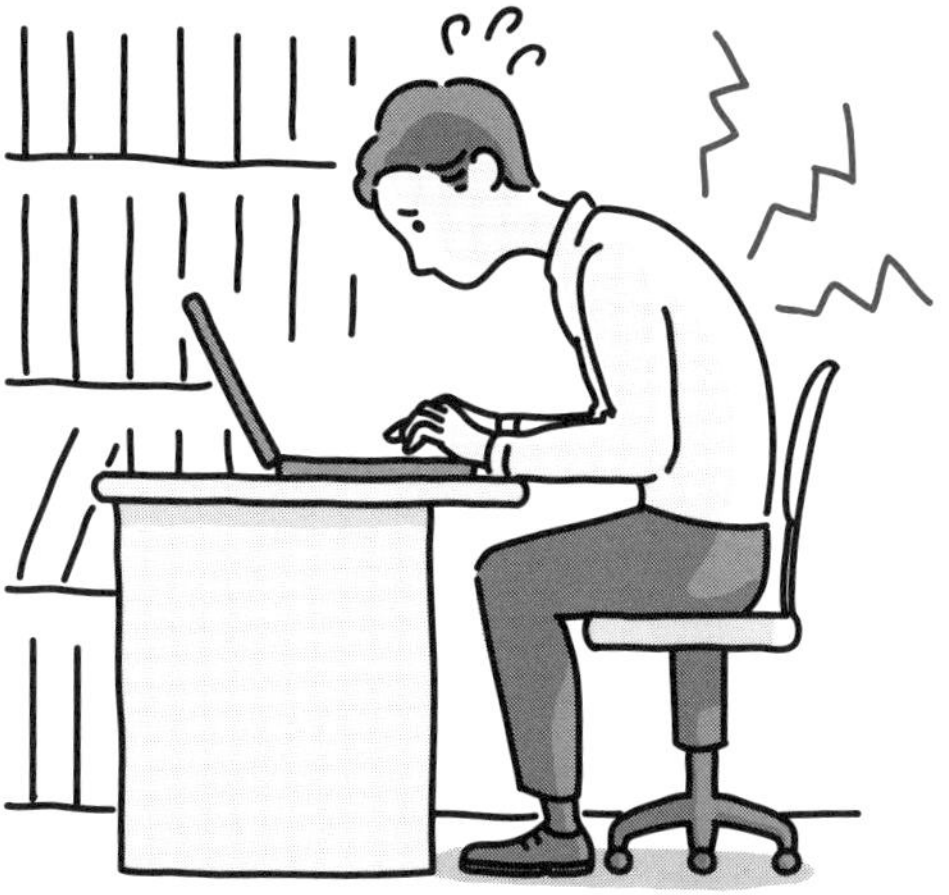

【図1】姿勢の変化で腰椎にかかる負担を比較したグラフ

立位時の腰への負担を100(%)とする

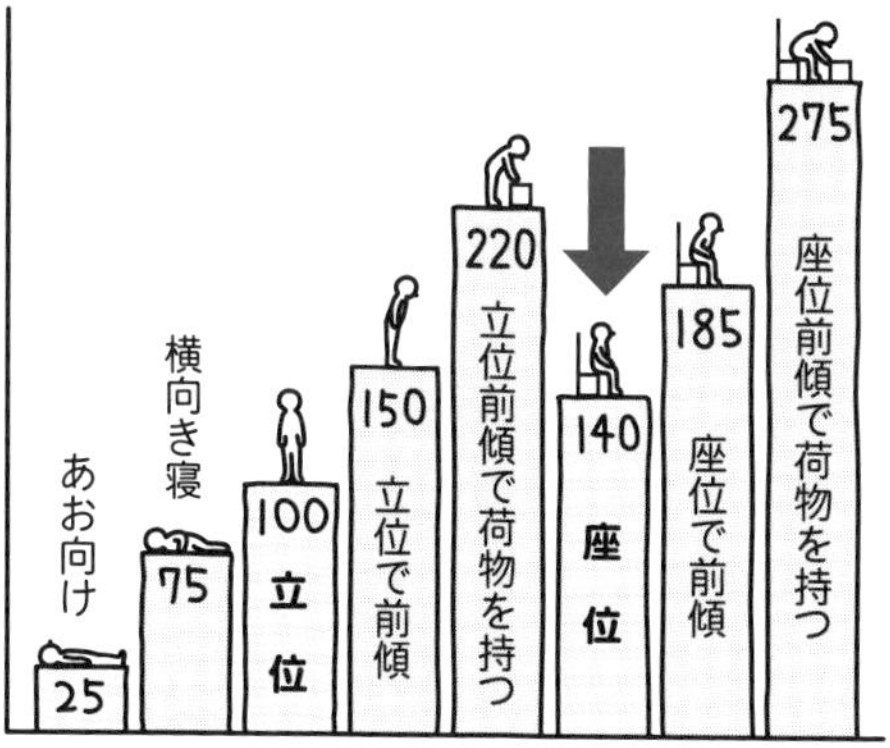

Nachemson A.L. :The lumbar spain an orthopaedic challenge.*Spain* 1(1):59-71,1976

スマホねこ背とパソコン腰痛の改善ポイントは「センター（軸）」と「ルースニング（緩解《かんかい》）」

すでに「スマホねこ背やパソコン腰痛になってしまった」という人に朗報です。これらの症状を一発で改善する方法があります。その鍵が「センター（軸）」と「ルースニング（緩解《かんかい》）」です。

「センター」は、身体の中心をまっすぐに通る身体意識のラインです。

私たちの身体には地球の中心に向かって絶えず重力がかかっています。この真下に伸びる線を「重力線」といいますが、この重力線に沿って形成された身体意識が「センター」です（図2）。「軸」「体軸」「正中線」ともいいます。正しく立ったり、座ったり、素晴らしい運動能力を発揮している人には必ず備わっているものです。

センターが通ると「ラクに立てる、ラクに座れる」「動きがシャープで美しくなる」「合理的に立ち、座り、動けるので身体が疲れにくくなる」「動くこと自体が快適になる」「脊髄神経の正しい働きにより内臓と全身状態がよくなる」「常日頃から気分がスッキリする」「物事を大所高所から見ることができる」などの実感を得ることができます。本書では、このセンターを鍛えるいくつもの方法を紹介していきます。

「ルースニング」は、身体をゆるめてときほぐすこと、もしくはそのための方法のことです。身体にセンターを通すためには、全身をゆるゆるにゆるめることが必要ですが、それは力を入れることよりずっと難しいことです。それを最もラクにやさしく実現する科学的によく工夫された方法が、本書で紹介する「ゆる体操」を中心とした「ルースニング」です。

ゆる体操は、全身もしくは身体の各部分をゆすり動かしながらゆるめてときほぐす「揺動緩解運《ようどうかんかいうん》動《どう》」や身体の各部分を手や足で擦《さす》りながらゆるめときほぐす「擦動緩解運動《さつどうかんかいうんどう》」を行いながら、「モゾモゾ」「プラプラ」など動きに適した擬態語をつぶやくのが大きな特徴です。思わずクスッと笑うような気分で「モゾモゾ」「プラプラ」などの擬態語を小さな声でつぶやくだけで何倍もゆるむ効果が高まることが科学的に実証されています。さらにツボ刺激や呼吸法なども利用し、筋肉や関節、骨格、内臓だけでなく、血管やリンパなどの循環器系と呼ばれる組織の細かい部分にいたるまで、世界中のどんな体操法よりも、やさし

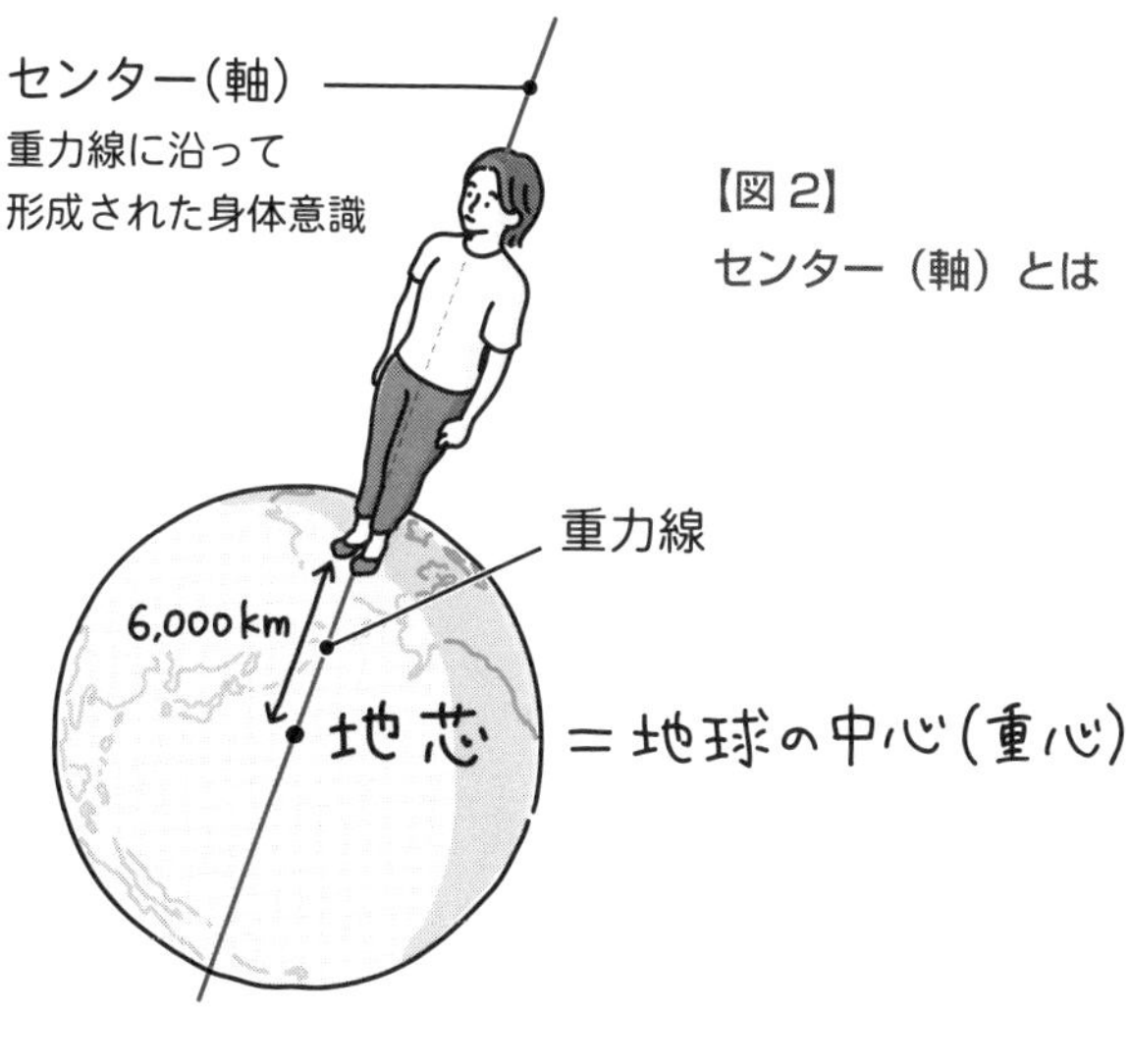

【図2】
センター（軸）とは

く簡単な方法で全身の硬縮を取り去る高い効果があります。

この「センター」と「ルースニング」を、本書で紹介するゆる体操で継続的に正しくトレーニングしていただければ、スマホねこ背、パソコン腰痛に悩んでいる方でも症状の劇的な改善が期待できます。早い人ならわずか1分で効果が実感できるでしょう。

また、ゆる体操の動きを習慣にして日常生活にこまめに取り入れていただくことで、ねこ背と腰痛を予防する最も有効な手だてにもなります。逆に、センターとルースニングができていなければ、どんなに一所懸命正しい姿勢を取ろうとがんばっても、すぐに元の悪い姿勢に戻ってしまうはずです。

誤解されている人が多いのですが、背中の筋肉に力を入れて背すじを伸ばして胸を張る「気をつけの姿勢」は、決して正しい姿勢ではありません。この姿勢では体幹がムダに力んでしまい、身体に余計な負担がかかるので非常に疲れやすく、かえって首こり、背こりや腰痛になりやすくなります。

重要なことは、立つのに必要な力以外はできるだけ抜くということです。しかし、力を抜くということは想像以上に難しく、何の工夫もなく意志力だけでゆるめようと思ってもなかなかできることではありません。それを意図的・計画的に誰でも行えるように科学的な知識を総動員してつくりあげたのが本書で取り上げる「ゆる体操」です。

身体をゆるゆるにゆるめたうえで、正しい位置に通すことで初めて本当の意味での正しい姿勢を取ることができるのです。つまり、正しい姿勢を取るための最も重要な2つの条件が「センター」と「ルースニング」なのです。

この2つを正しく理解できない限りは、スマホねこ背とパソコン腰痛を根本から改善することはできません。このあとその理由について詳しく説明していきましょう。

ルースニング（緩解）の動き

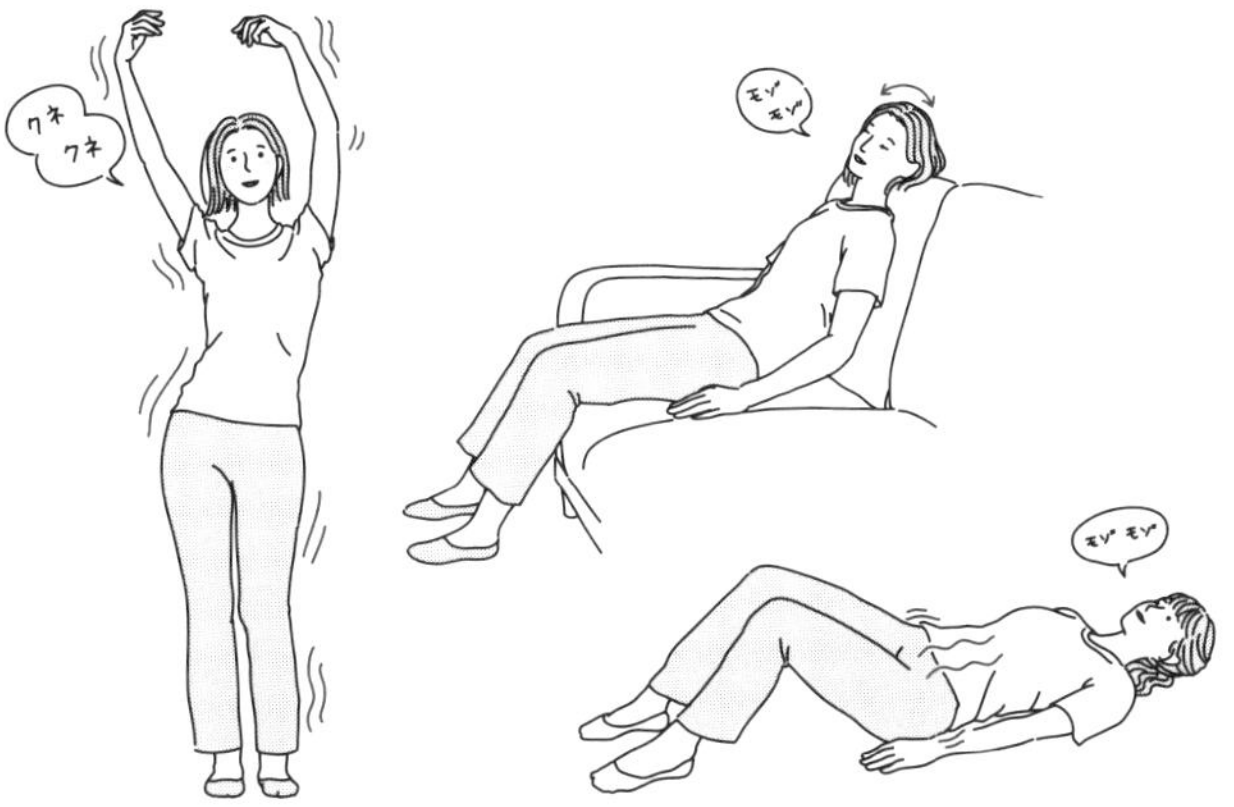

《ミニコラム》身体意識とは何か

身体意識とは、著者が発見した身体と精神の境界エリアに空間的な構造を持って存在する潜在意識のことです。人間の心身にわたるあらゆる能力を支配する働きを持っています。「センター（軸）」は身体意識の最も代表的なものです。

「センター」と「軸」はほぼ同じ意味の言葉ですが、そこにはニュアンスの違いがあります。「センター」は、軸よりも柔らかい感じで、スーッと伸びる印象があります。一方「軸」は、回転軸という言葉が代表するように回転運動の中心というイメージが強く、センターに比べると少し固くて、キチッとした印象があります。

著者は両者の性質を併せ持つ「センター（軸）」という表現を使うことが多いのですが、本書ではよりわかりやすくするために文脈に応じて適宜使い分けて表記します。

本来あるべき正しい背骨の形と軸

本来あるべき正しい背骨の形と軸は、どのようなものなのでしょうか。

正しい位置に軸が通ると、人の背骨はキレイなS字カーブを描きます。図3、4をご覧ください。体幹の左右のちょうど中央、前後でいうと前から5対3が、軸が通るべき正しい位置です。背骨の前側をかすめて通るイメージです。

この位置に軸が通ると、最も合理的に重力に対応できます。つまり、最もラクに、快適に、負担なく立ったり、座ったり、動くことができるのです。

わかりやすい身近な例を挙げて説明しましょう。子どもが塀や階段の上など高い所から跳び降りて地面に着地すると、わずか40～50センチの高低差でも体重の4～5倍もの衝撃が子どもの脳や身体にかかります。

にもかかわらず、地面から受ける衝撃で子どもの脳が破壊されないのは、膝を曲げて衝撃を吸収することに加え、そもそもこの背骨のS字カーブが軸をはさんでその軸の前後に均等に背骨を配分することで、衝撃をバランスよく分散しているからです。さらには、椎間板という各椎骨をつないでクッション材となっている軟骨と筋肉の弾性があるおかげです。つまり背骨全体で見事な2重のバネ構造をつくりあげているわけです。

背骨がバネの働きをするためには、このS字カーブと軸という2つのファクターが必要不可欠です。

この「S字カーブ」と「軸」の構造、すなわち「軸S字カーブ構造」がつくられるためには、背骨まわりの筋肉がゆるゆるにゆるんでいることが必要です。というのは、軸は背骨まわりの筋肉がゆるんでいないと通らないという性質があるからです。その点で子どもは身体が柔らかいので、大人よりもむしろ軸S字カーブをつくりやすいのです。

【図3】
軸S字カーブ構造
の背骨の形

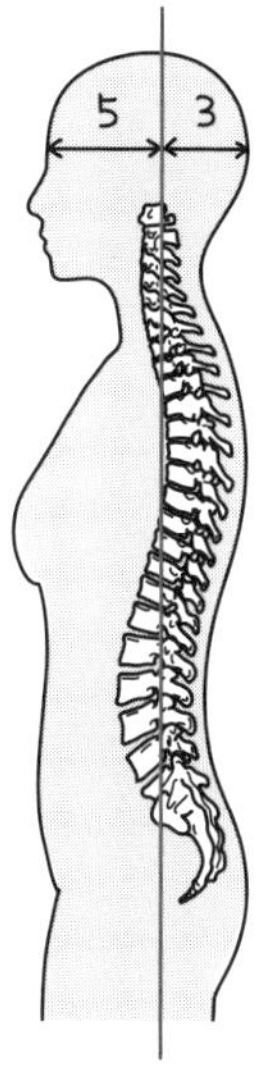

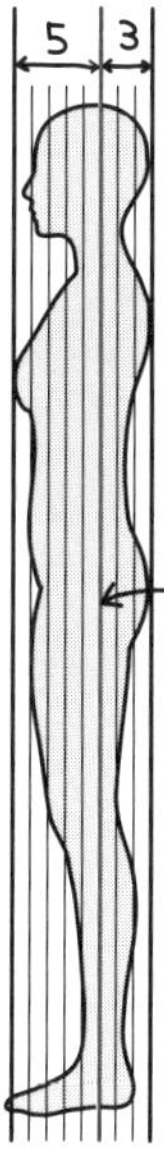

【図4】
センター（軸）が通る
べき正しい位置

センター(軸)
センター(軸)が通る位置は、
体幹の厚みの前から５対３
(後ろから３対５)のところ。

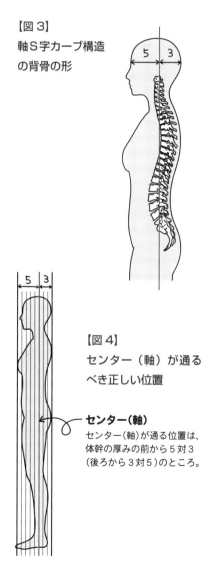

一方、大人でも高いレベルで軸S字カーブを保っている人たちがいます。その最も代表的な存在ともいえるのがトップアスリートです。トップアスリートは、軸がスパーッとまっすぐに通り、背骨まわりの筋肉＝脊柱筋（横突棘筋《おうとつきょくきん》や脊柱起立筋《せきちゅうきりつきん》）がゆるゆるに柔らかいのに対し、あまり運動習慣のないごく一般の人は軸が曲がり崩れて、脊柱筋はガチガチに固まっています。軸と脊柱筋の間には、脊柱筋がゆるめばゆるむほど優れたまっすぐな軸が通り、優れた軸が通るほど脊柱筋が深くゆるむ、という相関関係があるのです。

ゆるゆるにゆるんだトップアスリートの例が、陸上短距離走のウサイン・ボルト、サッカーのリオネル・メッシや野球のイチロー、大谷翔平などです。ボルトを例にとると、全盛期の彼は背骨がゆるゆるにゆるんだ状態で体軸を波のように左右にうねらせながら推進力を生み出して走る、私が「トカゲ走り」と名付けた走り方をしていました。

私たち人類は、魚類から両生類、爬虫類、哺乳類と進化してきたわけですが、それとは逆に人類から四足動物、魚類の運動構造へ遡ることによって、高度で本質的な能力が生まれるようなメカニズムを人は生来備えているのです。ボルトはまさにそれを体現しているアスリートでした。

魚類はもとより野生の四足動物の肉体は、動物写真家の岩合光昭も語るように、トロトロの液体のようにゆるんでいます。このトロトロの液体のようにゆるんだ脊椎動物の脳神経系や循環系、その他すべての身体組織を、ゆるんだまま直立二足歩行を可能にした唯一の方法が、背骨まわりの筋肉の「脱力・緩解」と「軸」を土台にした、全脊椎の前後左右の均等配置、すなわち「軸S字カーブ構造」だったのです。

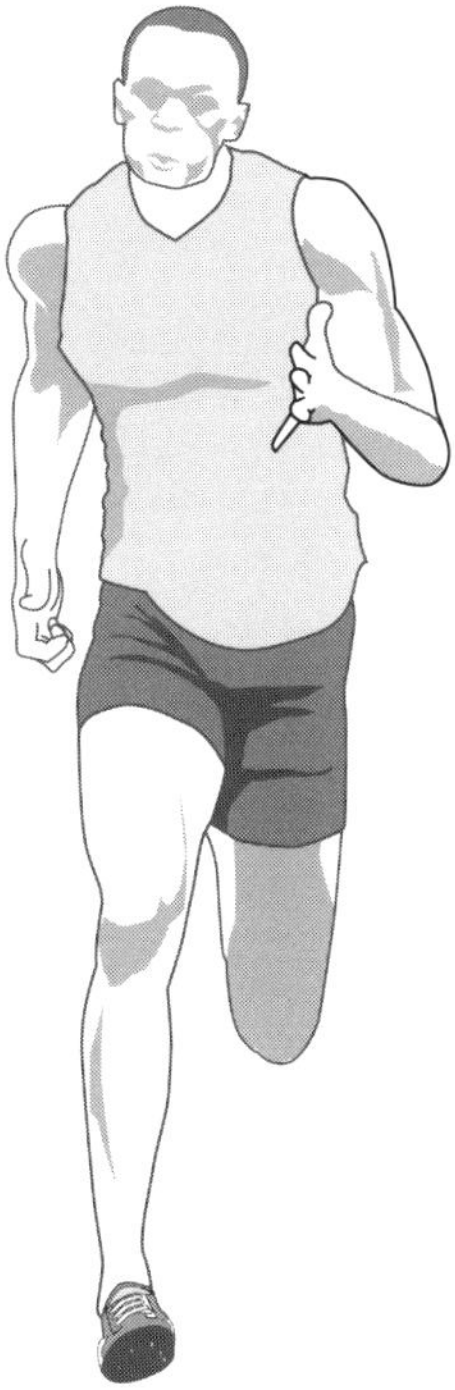

全盛期のウサイン・ボルトの「トカゲ走り」をイラスト化したもの。

【図 5】横突棘筋の構造

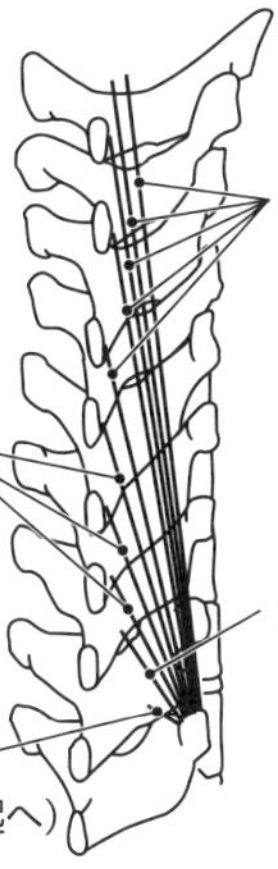

横突棘筋は、長短回旋筋、多裂筋、半棘筋という３層の筋肉から成り立つ、背骨ケアにおいてはきわめて重要な筋群。

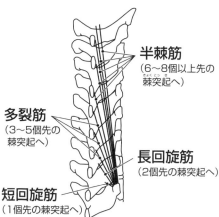

#「ルースニング」で椎間板に栄養を届ける！

私の長年の研究により、身体をゆるめることは、一つの具体的な能力だけではなく、人間が持っているあらゆる能力に対して、多方面からよい影響を与えることがわかっています。運動能力が高まったり、脳機能が向上したり、熟睡できるようになったり、スポーツや日常生活でのケガや病気が減るなど、実にさまざまなメリットがあります。

身体がゆるむと体内の代謝が活発になるので、酸素や栄養が体内にいきわたり、同時に二酸化炭素や老廃物を排出しやすくなります。つまり血液やリンパ液、細胞間液、細胞内液、脳脊髄液などの体内の液体成分が活発に運動すればするほど、より健康になるのです。

身体をゆるめると自律神経にも大きな効用があります。自律神経には、心と体を「興奮モード」にさせる交感神経と「休息モード」にさせる副交感神経の2種類があります。多くのストレスを抱えて現代に生きる私たちは、交感神経が優位になり過ぎて自律神経のバランスが乱れやすい環境の中にいます。ところが、身体をゆるめると自然と副交感神経が優位になり、自律神経のバランスが整いやすくなるのです。

身体をゆるめることは、背骨を守るうえでも非常に重要です。背骨は仙骨、尾骨を含めると計26個の骨が連なってできています。この背骨が軸S字カーブ構造をつくることができると身体にかかる重さや地面から受ける衝撃を理想的に分散させることができます。

背骨の軸S字カーブ構造をつくるには、背骨まわりにある小さなインナーマッスルの集まりである横突棘筋（23ページ図5参照）が、椎骨《ついこつ》一つひとつの状態を絶妙に感知しながら、背骨同士の配置が最も合理的なバランスになるように制御できなければなりません。それには脱力ができていることが必要不可欠なのです。

また、身体をゆるめることは、椎骨同士のクッション材として機能している椎間板への栄養補給という観点からも重要です。椎間板自体には血管が存在しないため、まわりの組織から栄養を受け取る必要があるからです。

身体の動作や運動によって椎間板に加わる圧力は変動しますが、この圧力変動によって椎間板内の栄養交換が促進されます。このとき椎間板は必要な栄養素を得ると同時に、老廃物を排除することができるのです。

実はこの栄養交換を促進する理想的な運動こそ、身体をゆすってゆるめときほぐす「ゆる体操」の「揺動緩解運動」なのです。

椎間板の代謝のイメージ

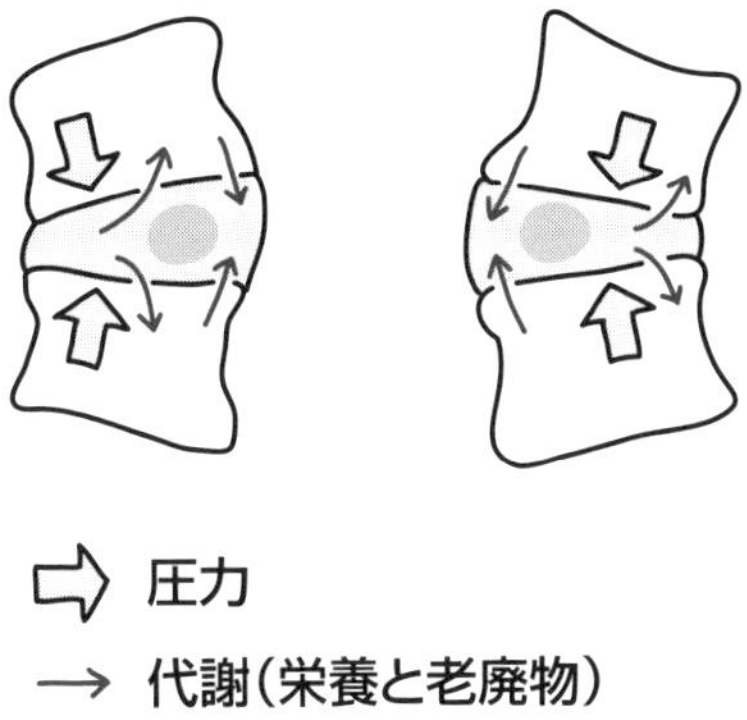

軸から背骨が外れることが、スマホねこ背とパソコン腰痛を引き起こす原因に

首や背中、腰など背骨まわりの筋肉の緊張が長く続くと骨格が圧迫され、背骨の一つひとつが本来あるべき位置＝「軸S字カーブ構造」から外れてきます。すると、背骨自体と背骨まわりの筋肉に必要以上に強い負荷がかかり、さまざまな症状を引き起こします。

どのあたりの背骨が軸から外れるかによって、現れる症状に違いが出てきます。ここではスマホねこ背とパソコン腰痛と特に関連の強い「ストレートネック」と「ねこ背」と「反り腰」の3つの症状を、背骨の軸からの外れ方という観点から見ていきます（図6）。

まず、本章の冒頭でも触れた、1つ目の「ストレートネック」は、本来ゆるやかにカーブを描く頸椎（首の骨）がまっすぐになってしまう症状のことです。スマホやパソコンを操作する際に長時間うつむき姿勢を取り続けることで首に過度な負担がかかり発生します。

「ストレートネック」では首が前に突き出たような形になっており、頸椎の特に上の方が軸から外れます。椎骨が軸から外れれば外れるほど重力に抵抗する力が余計に必要になるので、頸椎とそのまわりの筋肉には必要以上に強い負荷がかかってしまいます。

2つ目の「ねこ背」は、文字通り〝ねこ〟のように前方にかがむように背中が丸まった状

態です。スマホやパソコンの操作で長時間前かがみの姿勢を続けたり、運動不足で筋力が低下するとねこ背になりやすくなります。

「ねこ背」では、背骨本来のS字カーブよりも胸椎（場合によっては頸椎や腰椎も）が過度に後弯《こうわん》（後方に凸のカーブ）することで、軸と胸椎の間に大きなズレが生じ、首や肩、背中、腰まわりの筋肉に大きな負荷がかかります。「ねこ背」の人は「ストレートネック」にも、次に取り上げる「反り腰」にもなりやすいので注意が必要です。

3つ目の「反り腰」は、骨盤が前方に強く傾くことで腰椎の前弯が過度に強くなった状態です。腰椎はも

【図6】背骨が軸から外れることで現れる3つの症状

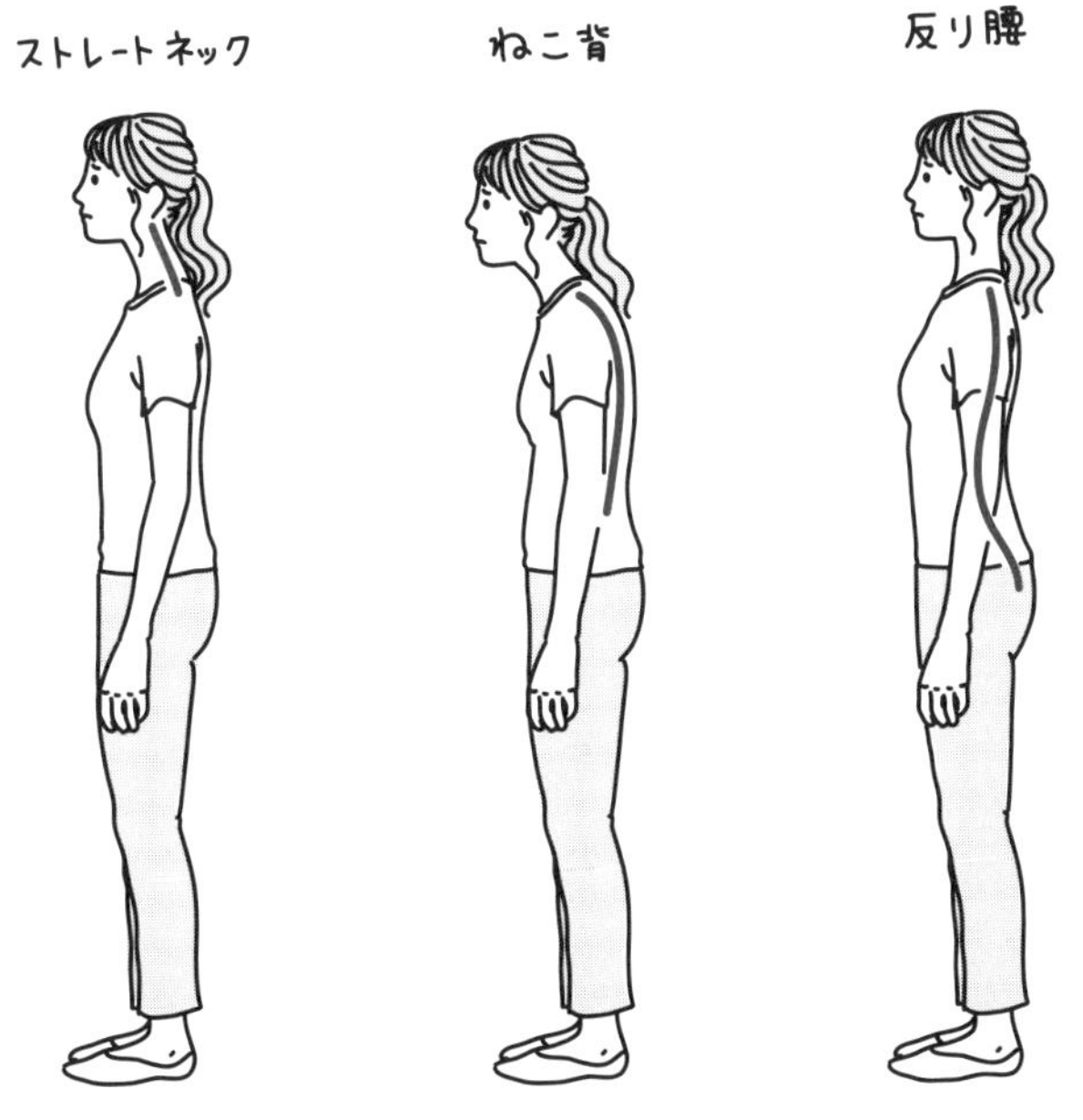

ともとゆるやかに後ろに反っているのですが、「反り腰」ではそのカーブが過度に強くなってしまうのです。

腰椎が軸とずれているので腰背部の筋肉や骨格に大きな負荷がかかります。腰痛は、筋肉痛や神経痛、精神的ストレスなどが複雑に絡み合って起きる症状で、原因の8割以上は不明といわれていますが、原因にかかわらず大半の腰痛に「反り腰」は大きなマイナス要因として影響しています。

一見すると「ねこ背」と「反り腰」は正反対の症状に見えますが、実は密接な関係があります。「ねこ背」で肩こり、背こりが発生すると、そのつらい症状を少しでも緩和するために首を起こしたり、胸を張ろうとして腰を反ってしまい「反り腰」を併発しやすくなるのです。「スマホねこ背」は「ストレートネック」と「ねこ背」に、「パソコン腰痛」は「反り腰」と「ねこ背」に強く関連した症状と捉えるとわかりやすくなります。

ここまでの内容を整理すると次の通りです。

①背骨まわりの筋肉と骨格を間違った姿勢で長時間使う→骨格が間違った形に固定化される→軸S字カーブが崩れる＝椎骨が軸から何通りかの方向に外れる

②①が生じる位置の違いで「ストレートネック」「ねこ背」「反り腰」などの症状が生じる

これらの3つの軸S字カーブの崩れのうち1つでも生じると、立ったり座ったりするだけでも必要以上に筋肉を緊張させることになります。そして、筋緊張が長く続けば筋肉がさらに硬縮し、血液・体液の循環が低下、代謝も衰えます。すると細胞内の老廃物が適切に取り除かれなくなり、細胞が損傷、やがて細胞の機能低下や死滅につながります。

そのことが運動能力や姿勢維持能力の低下へとつながり、筋緊張による硬縮が雪だるま式に増えていくことで、筋肉・骨格の痛み、こり、損傷、不快感となって現れます。その具体的な症状が「スマホねこ背」や「パソコン腰痛」です。

スマホねこ背やパソコン腰痛になると、さらに別の症状も引き起こしやすくなります。

まず背骨の軸S字カーブ構造が崩れることで、椎間板や脊髄への圧迫が生じやすくなります。それにより脊髄を通る中枢神経の働きが阻害され、自律神経のバランスが乱れやすくなります。自律神経のバランスが乱れると「体がだる

【図7】脊椎と脊髄

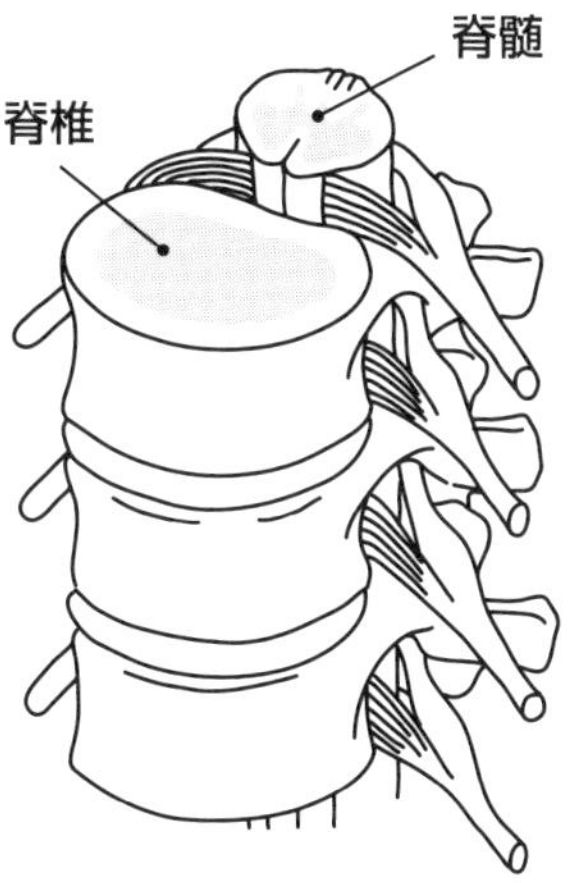

い」「めまいがする」「眠れない」「疲れが取れない」「免疫機能が低下する」などの不調が生じることがあります。

図7（29ページ）を見ていただくとわかるように、脊髄は本来背骨の中で守られています。ところが、背骨が軸から外れて長時間脊髄に圧力がかかることで、さまざまな脊髄神経の正常な機能が損なわれる恐れがあるのです。

また、軸S字カーブ構造が崩れると、身体にかかる重力をバランスよく適切に分散できなくなるため、背骨自体とそのまわりの筋肉に余分な負荷がかかります。そのストレスによって交感神経が過剰に優位になり、さらに自律神経のバランスが乱れ、ますます免疫力が下がるという悪循環が生まれます。

「ねこ背」などで前かがみの姿勢が長く続くと、直接内臓が圧迫され、胃腸の正常な働きが妨げられることによって消化力が落ち、内臓の不調が生じやすくなります。内臓にかかる圧力によって血流が滞り、内臓の栄養補給や老廃物の除去が適切に行われなくなるだけでなく、胃腸の蠕動《ぜんどう》運動が低下し、便秘も引き起こしやすくなります。

同時に、胸郭《きょうかく》が狭まることで呼吸筋や肺の動きが制約され、呼吸が浅くなります。深い鼻呼吸が難しくなるので、口呼吸が増える一因にもなります。口呼吸では鼻呼吸ほど外部からの異物を取り除けないため、気道が細菌やウイルスに感染するリスクが高まり、風邪やインフルエンザにかかりやすくなるのです。

さらに肺や心臓への負担が増え、胃炎や食欲不振、腸炎などの消化器系の病気をもたらす恐れもあります。症状が長引くと、慢性的な炎症が起こり、免疫系に悪影響を与える恐れがあるので、がんのリスクも高まります。

ねこ背や腰痛などの症状は不快なので、私たちはこれらの不快な刺激に対してできるだけそれを感じないようにするための防御姿勢、つまりますます前かがみな姿勢を取る傾向にあります。

快適に立ったり座ったりするためには、本来は身体をゆるめて軸を通すべきなのですが、手っ取り早く不快さから逃れようとして、前かがみになって身体をガチガチに固めるという間違った手段を取ってしまうのです。これはいわば脳の誤作動とも言える心と体の状態をさらに悪化させる絶対に避けなければいけない反応です。

まずは日頃から自分の背骨が軸S字カーブ構造から外れていないかをこまめに意識し、ずれていることに気がついたらすぐに背骨を軸に戻すという習慣を身につけることがきわめて大切です。

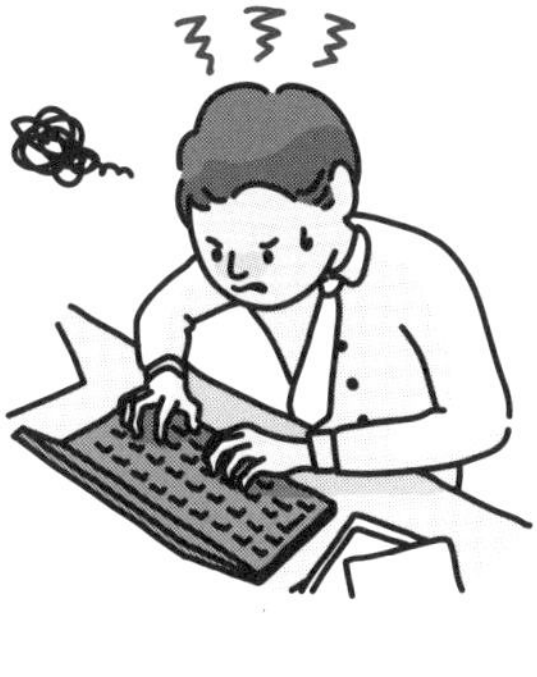

ゆるコラム
1

ますます動かなくなりつつある私たちが健康を守るためにできる最初の一歩

デジタル機器の普及によって、身体を動かさなくても生活が成り立つ社会に生きる私たちは、運動不足に陥りやすい状況にあります。厚生労働省が示すデータ（※1）によると、運動不足による国内の死亡者数は、喫煙、高血圧に次ぐ第3位で、年間約5万人にも及びます。

運動不足に陥ると、高血圧や糖尿病、心臓病、がんなどの生活習慣病になるリスクが高まり、その結果死亡リスクも上昇します。また運動不足は、2025年には65歳以上の高齢者の約5人に1人がかかると予測されている認知症とも密接なつながりがあります。

実は、スマホねこ背とパソコン腰痛も運動不足が大きな要因の一つになっています。

世界保健機関が2020年に発表したガイドライン（※2）には健康促進に適切な運動量が示され、一般的な成人は少なくとも週に150～300分の中強度、または75～150分の高強度の有酸素運動と中強度以上の負荷の筋トレを週に2日行うことが推奨されています。

しかし、運動習慣のない人がいきなりこの運動量に挑戦しようとすれば挫折する恐れがあると同時に、無理にがんばることでケガなどのリスクも高まります。まずは、本書で紹介する身体をゆるめる「ゆる体操」から始めてみてください。ゆる体操を続けることでさまざまな健康効果が現れ、身も心も元気になってきますから、個々の健康状態や生活スタイルに合わせて徐々に歩行や筋トレなども取り入れていくことが合理的な対処法となります。

※1……2007年の我が国における危険因子に関連する非感染症疾病と外因による死亡数
※2……身体活動と座位行動に関するガイドライン：WHO guidelines on physical activity and sedentary behaviour

第2章

高岡式　背骨スリスリ
1分体操で背骨を改善！

「背骨スリスリ１分体操」を始める前に

壁や柱の角を利用して背骨まわりをときほぐす

　さあ、それでは実際に「ゆる体操」を体験していただきましょう。スマホねこ背やパソコン腰痛に悩んでいる皆さんに、まず最初に紹介したいのが「背骨スリスリ体操」（略称「背骨スリ」）です。

　この体操は、壁や柱の角などを使ってガチガチに固まった背骨まわりの筋肉をときほぐし、簡単な方法で軸を通す効果が期待できます。合間に「環境センター法」（37ページ参照）を行うとさらに効果的です。

　まずは部屋の中を見渡して、天井から床まで垂直方向にまっすぐ立ち、90度外側に角張った壁や柱の角（以下「壁柱角」）を探してください（体重をかけると動いてしまう可能性のあるものは避けてください）。壁柱角が見つかったら、①に進みます。

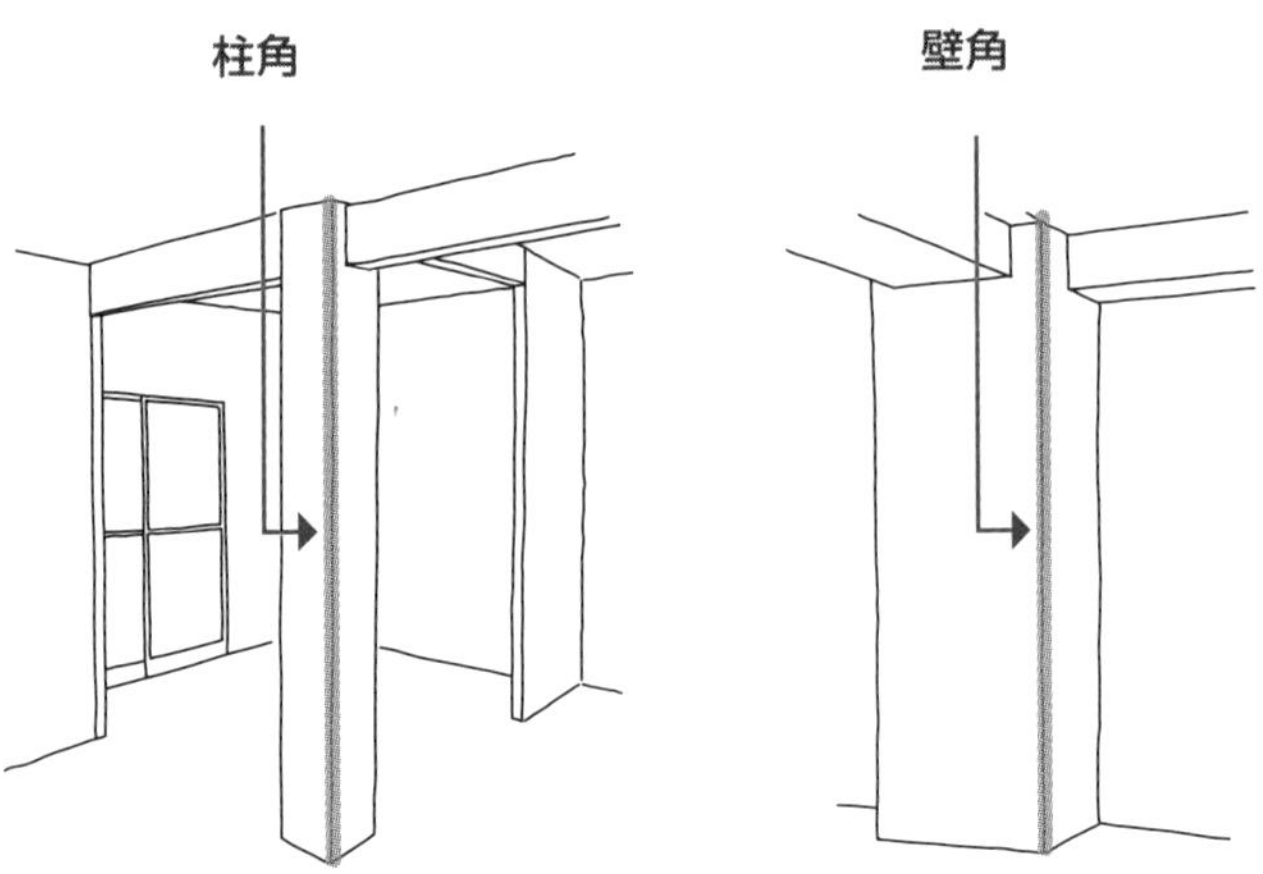

① 胸椎1番、2番の棘突起《きょくとっき》と脊側を触る

胸椎1番、2番の棘突起（左の図、背骨の後ろの突起部分）を「ここだよ、ここだよ」と言いながら手で触る。位置が確認できたら、棘突起の右側1〜1・5センチあたりの脊側《せきそく》（背骨の両側の少しへこんだ筋肉の部分）も「ここだよ、ここだよ」と言いながら触る。

胸椎１番、２番の棘突起と脊側を触る

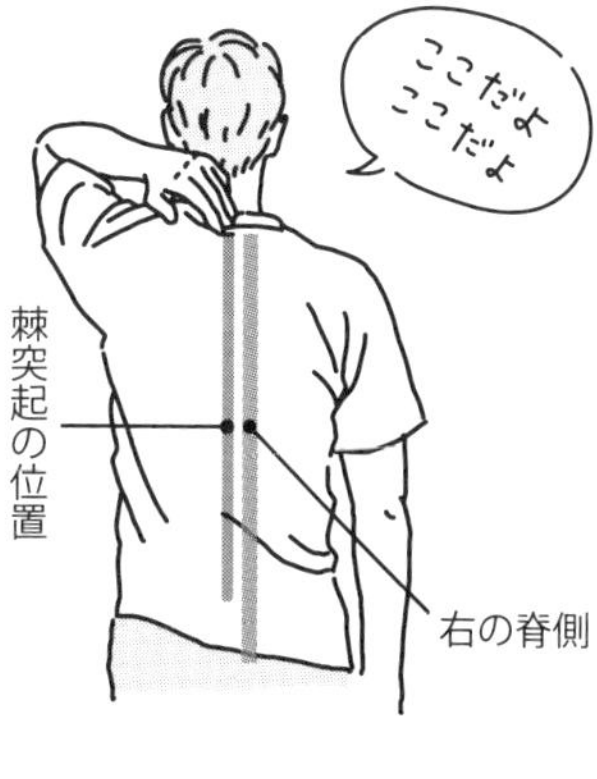

背骨の各椎骨の番号

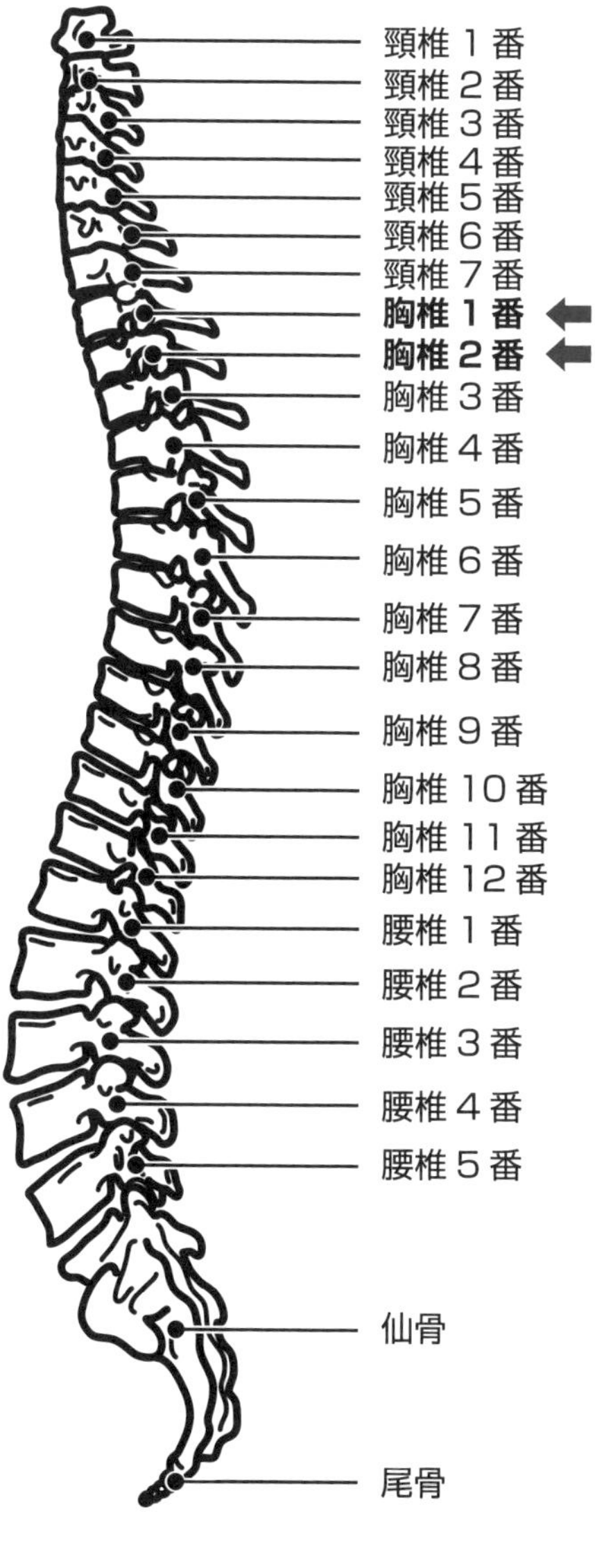

② 胸椎3番から下の棘突起と脊側を触る

胸椎3番から下も指が届く範囲で同様に棘突起と脊側を触っていく。

③ 壁角・柱角を触る

背骨がふれ合う高さの壁柱角の直角のところを「頼むよ、頼むよ」と言いながら手で触る。

④ その場歩きを行う

体操を行う前に、身体の状態がどう変化するかを確かめるためにその場歩きを行い、体操前の自分の身体の感じや動き、バランス感覚などを覚えておく。

脊椎の下の方を触る場合

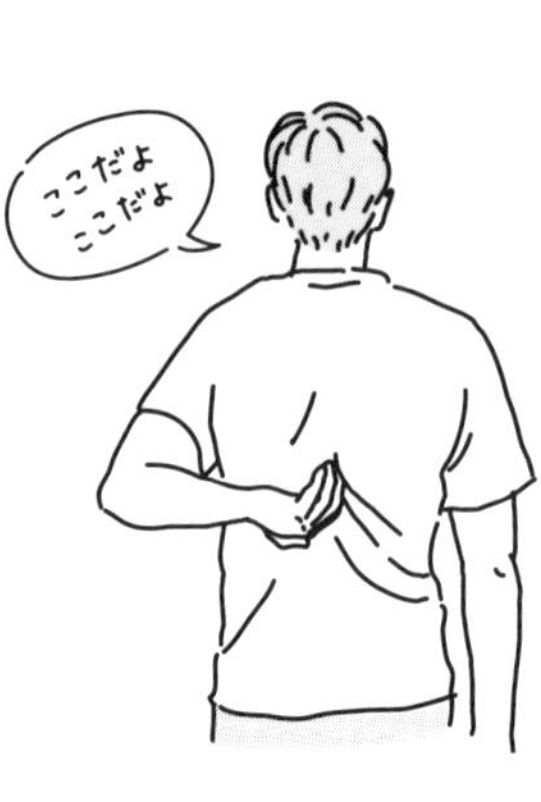

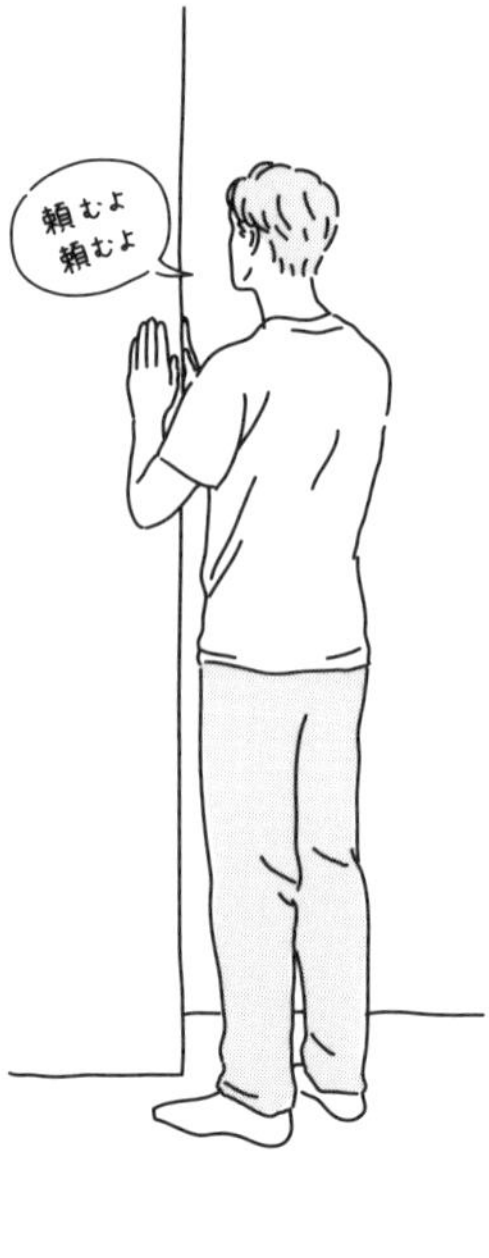

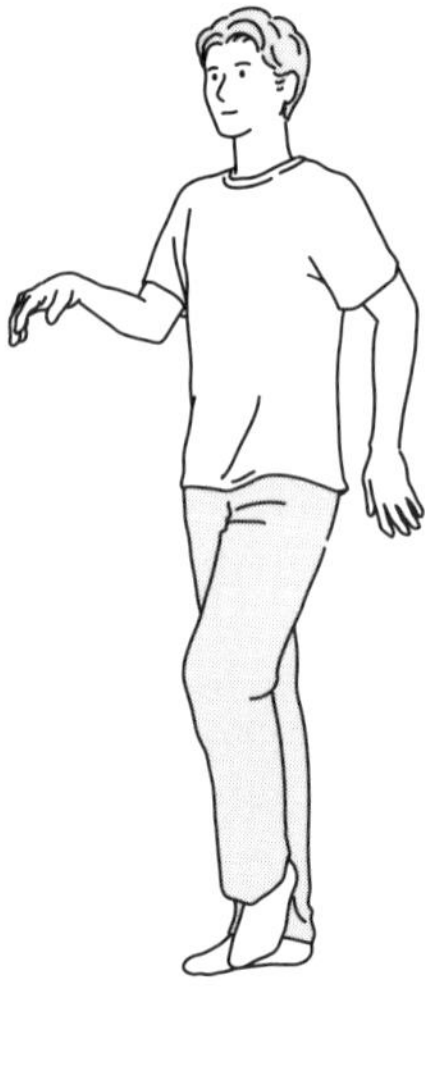

体操の効果を圧倒的に高める「環境センター法」

軸を通すイメージ法を行うことで「背骨スリ」の効果をさらに高める！

⑤ **一面手《いちめんしゅ》をつくる**

右手の指を揃えて開き、手のひらから５本の指全体を真っ平らにして「一面手」をつくる。壁柱角から２～３メートルのところに立って、一面手の指先を壁柱角の角がつくる上下にまっすぐに通る１本のライン（「環境センター」）に向ける。

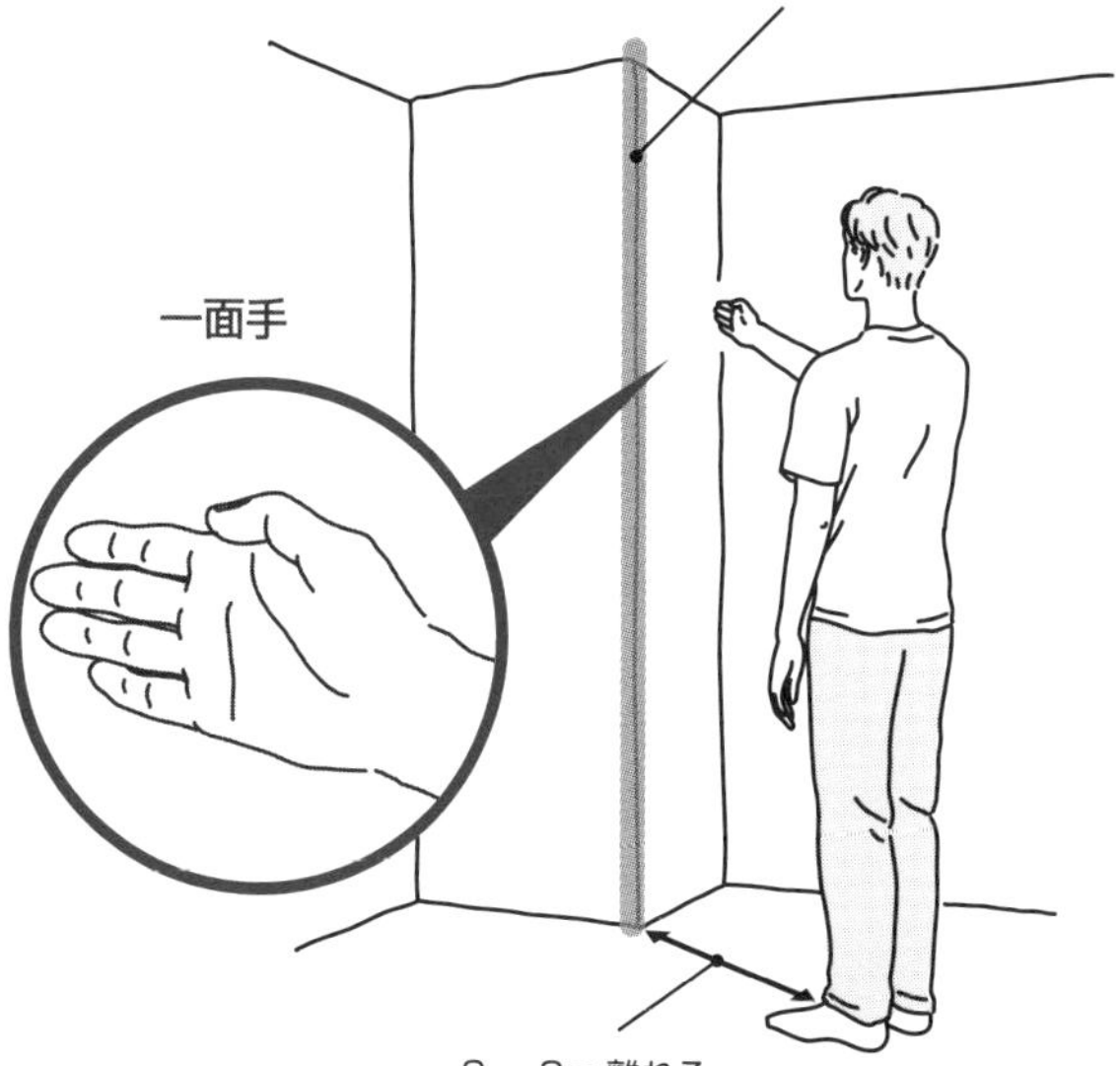

⑥ 環境センターを写し取る

「なんて、まっすぐなんだろう」とつぶやきながら、環境センターを右の一面手の指先で上下に丁寧になぞる。感動をもってつぶやくとさらに効果的。そのうえで一面手をまっすぐ身体の表面まで近づけて、環境センターを自分のセンターに写し取るようにイメージする。

⑦ 地芯をイメージする

「地芯」（下の図）をイメージし、その地芯の上空6000キロに自分が立っていることを想像する。地芯の色は「美しいシルバー」であることがポイント。

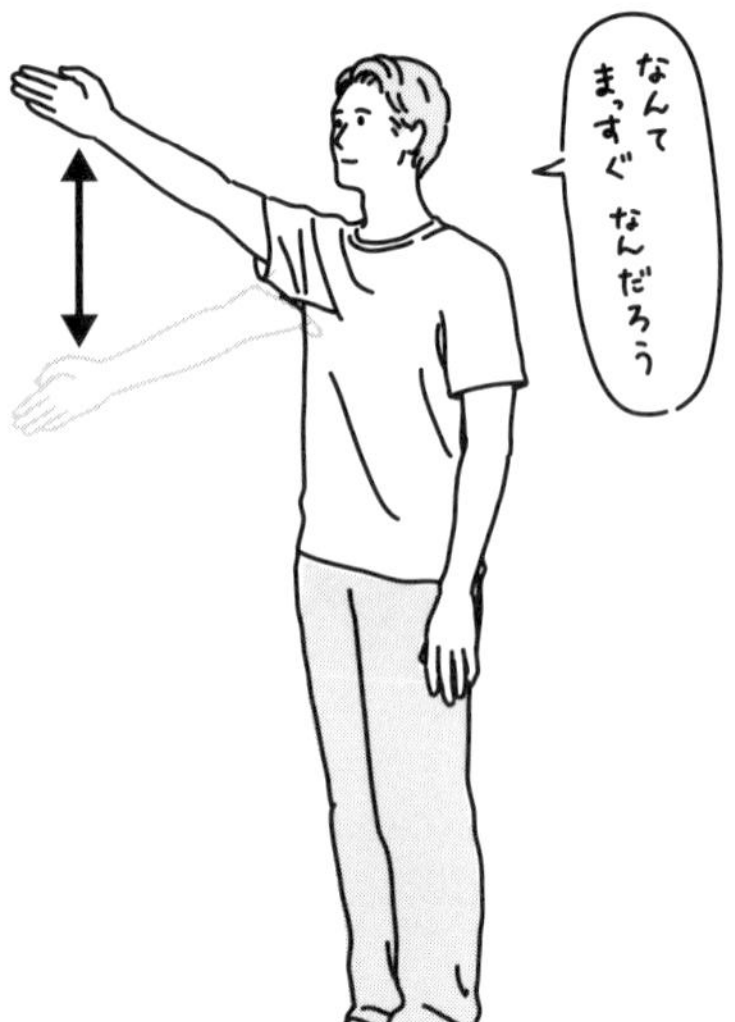

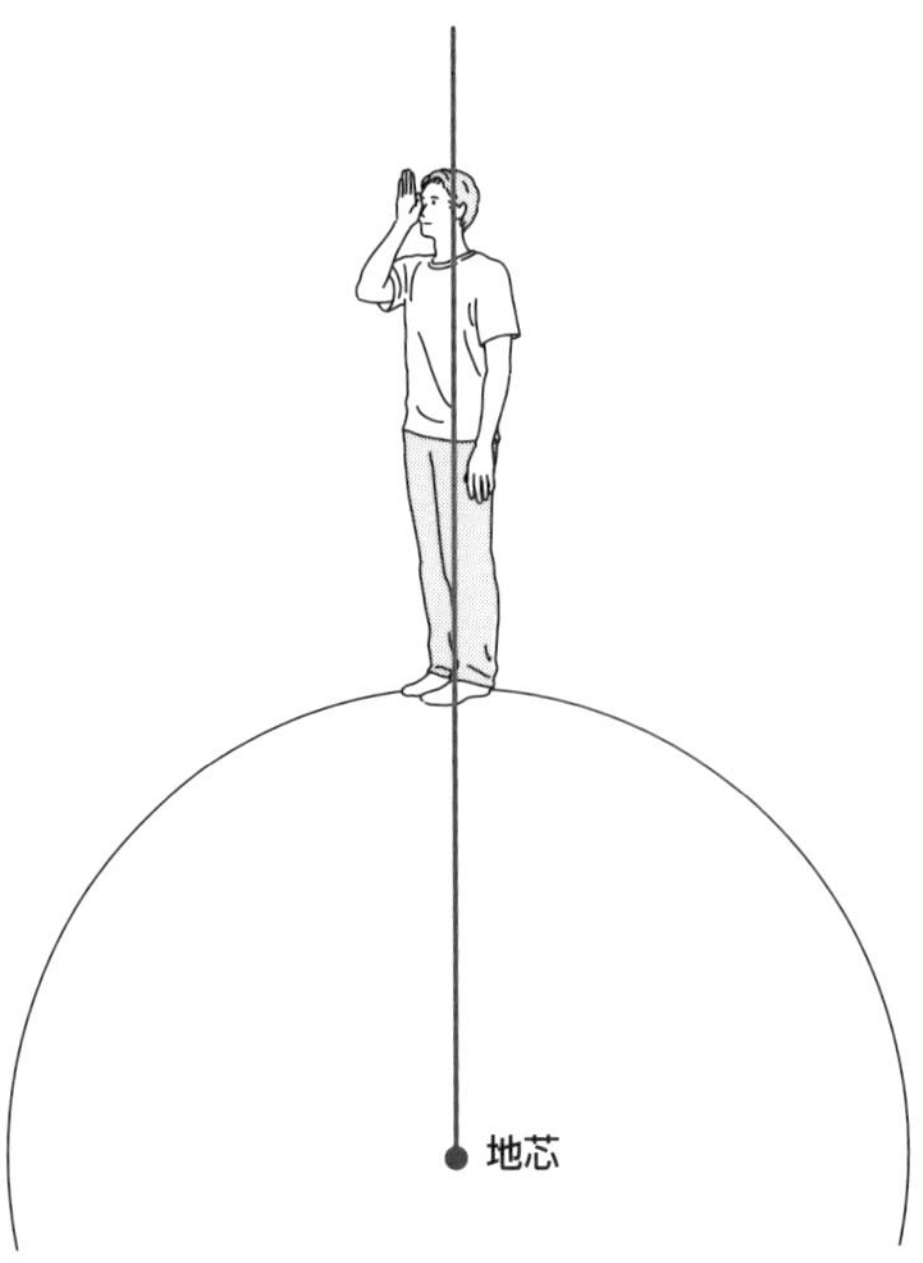

⑧ 美しいシルバーのセンターを意識する

一面手を頭の少し上から股の下まで上下に動かすようにして、環境センターから写し取ったセンターを丁寧になぞる。「美しいシルバーのセンター」と3回以上つぶやいたら、3回に1回程度の割合でセンターが天地にまっすぐ伸びていくように「スパー」とつぶやきながら、美しいシルバーのセンターをさらに強く意識する。センターが通るのが感じられるまで何度かくり返す。

⑨ 左手でも同様に行う

右手と同様に左手でも⑤～⑧を行う。

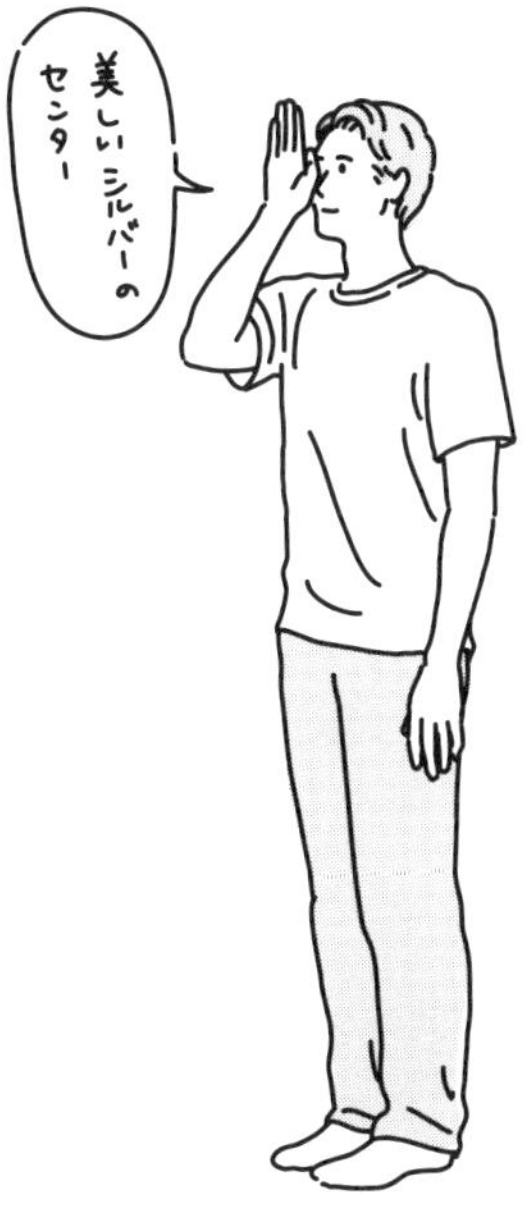

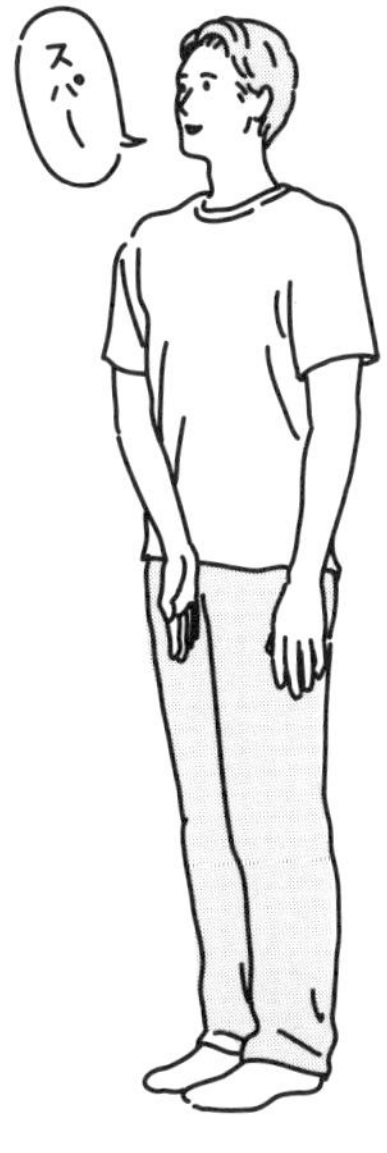

やってみよう！「背骨スリスリ体操」

右１分
左１分

⑩ 脊側を壁柱角にゆっくり当てる

壁柱角から両足のかかとを15センチほど離して立つ。右の脊側をゆっくりと角に当てる。脊側が角に当たったら、角から両足のかかとを20～30センチほど離す。すると体重がかかり、角が脊側にめり込んでくる。

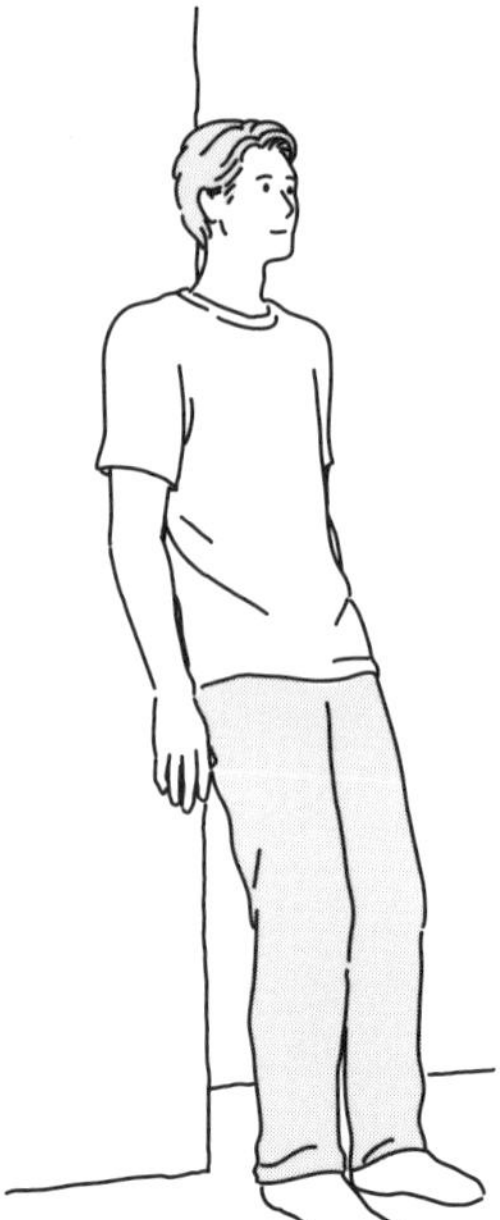

上から見たところ

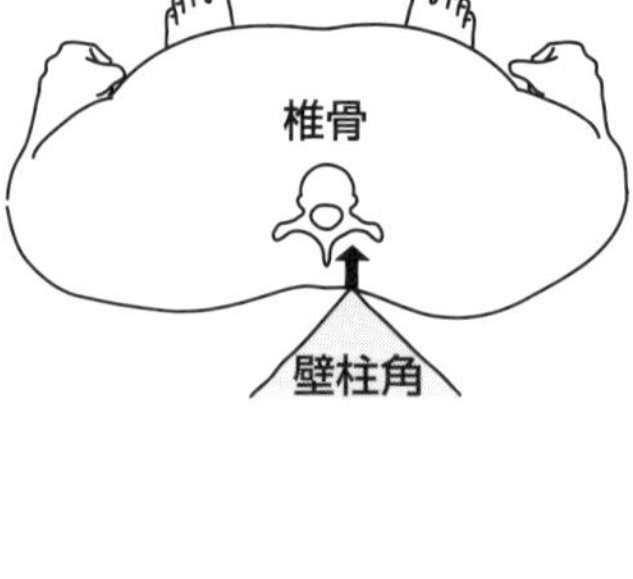

⑪ **1~2センチの幅で上下に動かす**

角の当たっている部分をゆるめながら、胸椎1~3番の右脊側を1~2センチの幅で上下に動かす。「スリスリ」と言いながら5回上下に動かしたら、椎骨2個分下にずらし胸椎3~5番も同様に行う（胸椎3番は再度行う）。これを「3分の2ずらし」という。

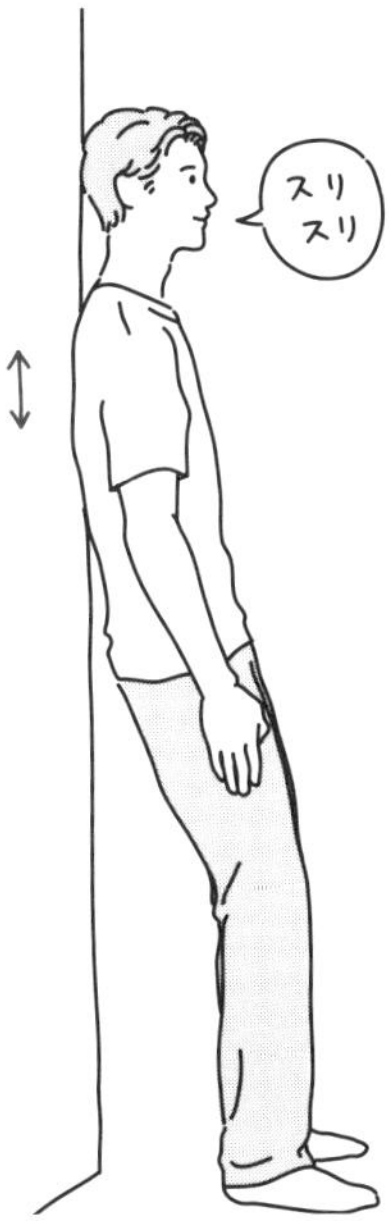

3分の2ずらし

背骨（後ろから見たところ）

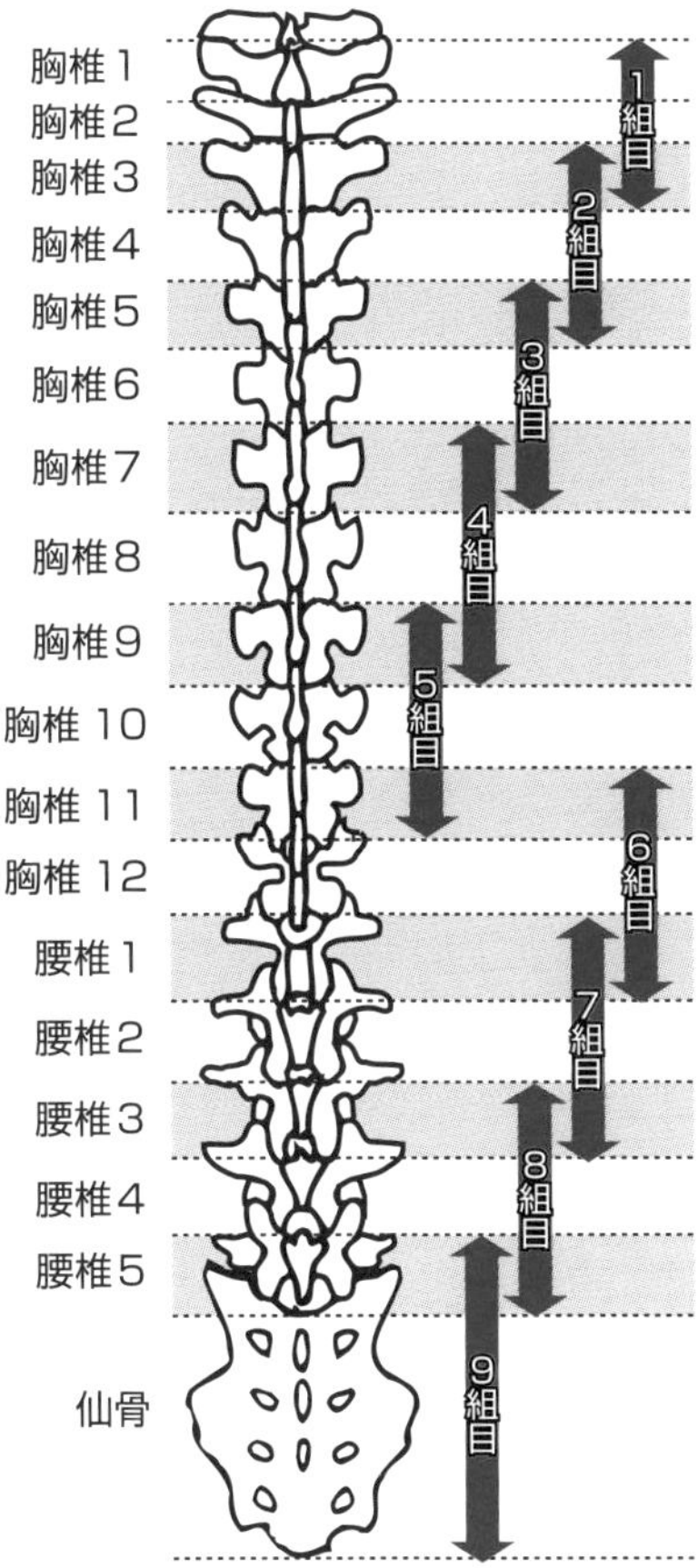

⑫ 3分の2ずらしをくり返し行う

胸椎5〜7番も同様に行う。ポイントはずらした後に椎骨一つ分を再度重ね合わせて行うこと。このあたりから筋肉が厚くなり、脊側に角がめり込みづらくなってくるので、「ゆるむように、ゆるむように」「ほぐれるように、ほぐれるように」と言いながらよりゆるめて行う。角が的確にめり込むように姿勢を工夫する。背骨全体を丸めたり伸ばしたり工夫しながら腰椎3〜5番、最下部の仙骨まで丁寧に行う。右脊側の上から下までの時間の目安は1分。

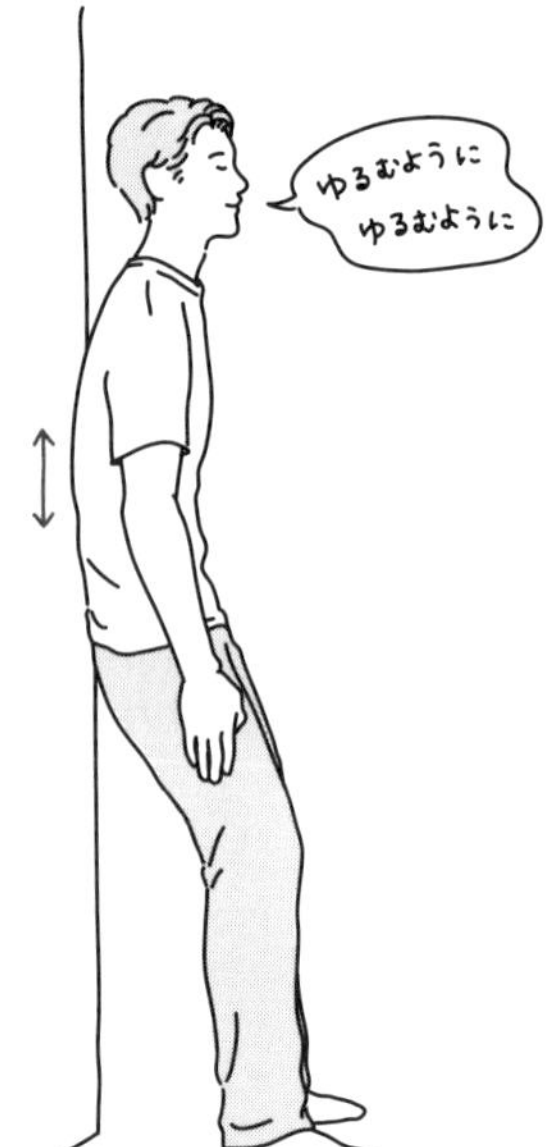

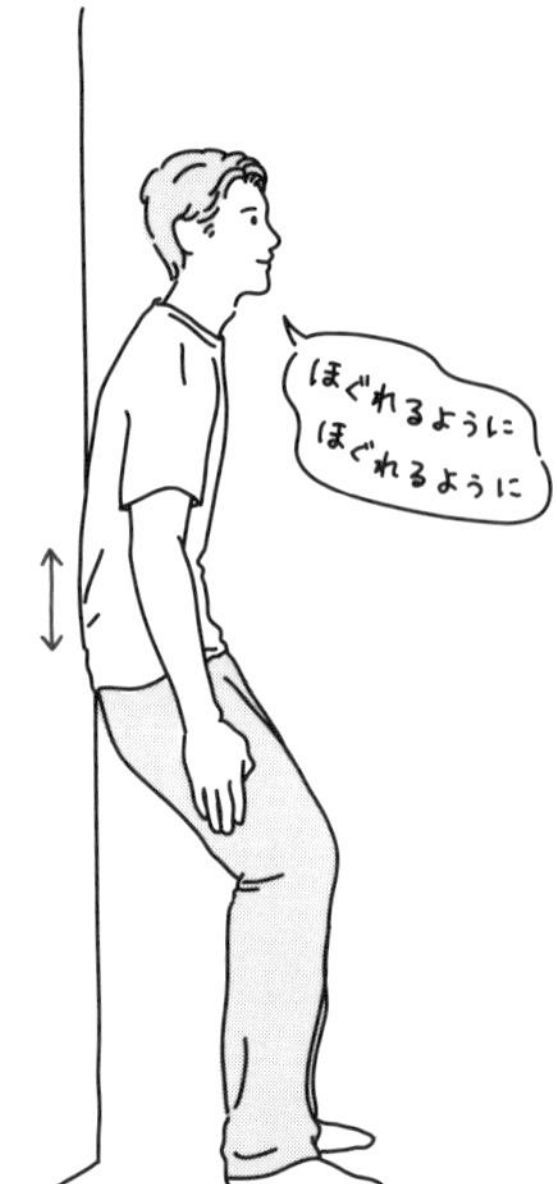

⑬　**反対の脊側も同様に行う**

終わったら左側の脊側も同様に①～⑫まで行う（時間がないときは左右ともに⑩～⑫のみでもＯＫ）。最後にその場歩きを行い、背骨スリスリ体操を行う前と後で身体がどのように変化したかを感じる。さらに3～4歩で行ける距離を行ったり来たり、歩いてみるのもよい。コツはとにかく丁寧に行うこと。

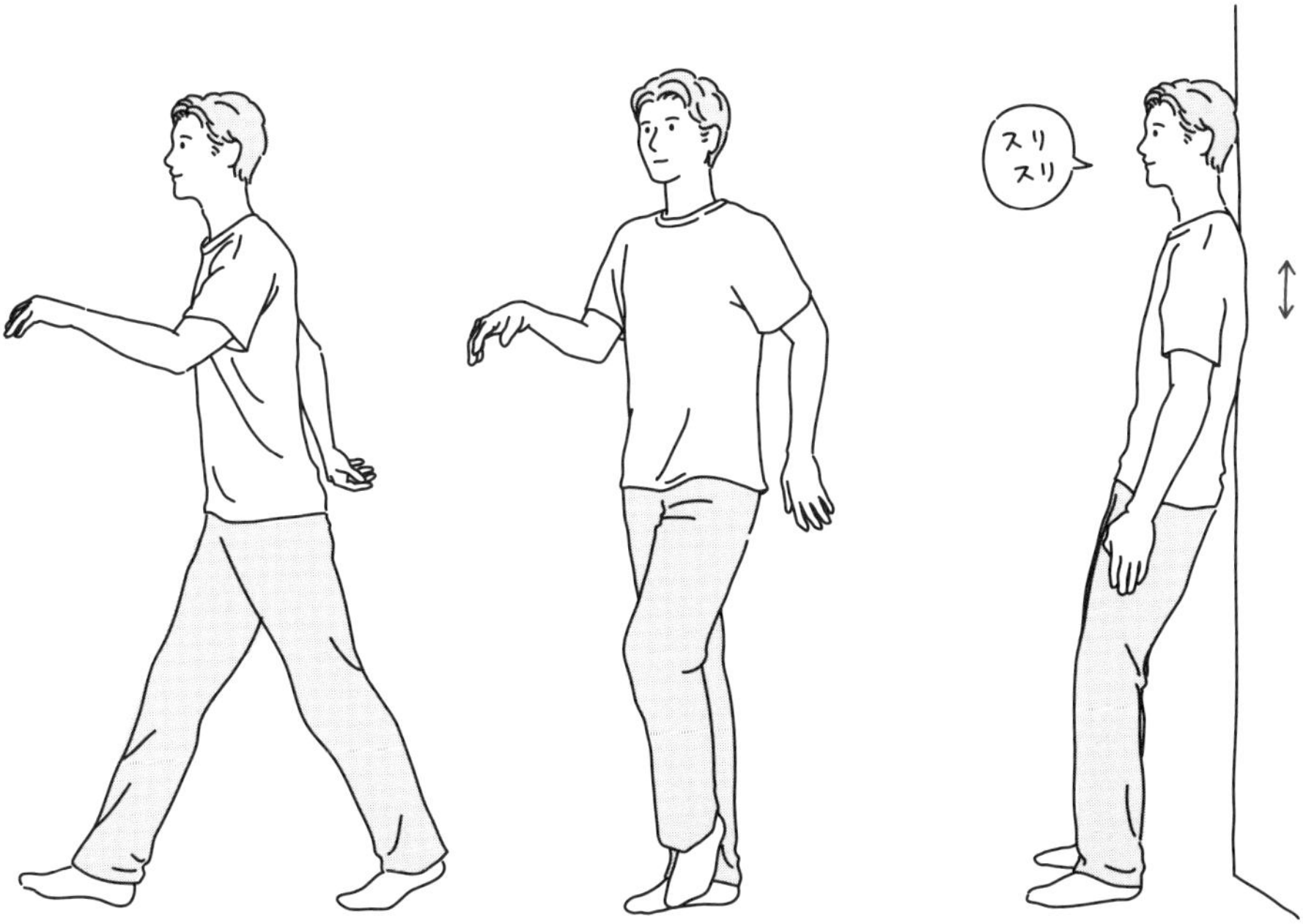

「背骨スリスリ体操」で実感できる身近なメリット4選

メリット① 常日頃から快適でいられる

背骨スリスリ体操を行い背骨まわりの硬縮が取れて軸が通ってくると、気分がスッキリして、ストレスに押しつぶされそうな困難な状況のなかでも全体をクリアに見渡せるようになります。ささいなことは気にならなくなり、本当に大事なことに集中して取り組むことができ、常日頃から気分よく快適でいられるようになります。

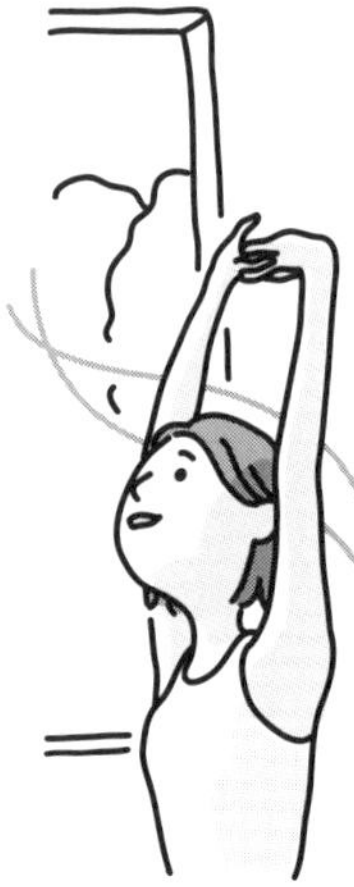

メリット② いつでもどこでもできる

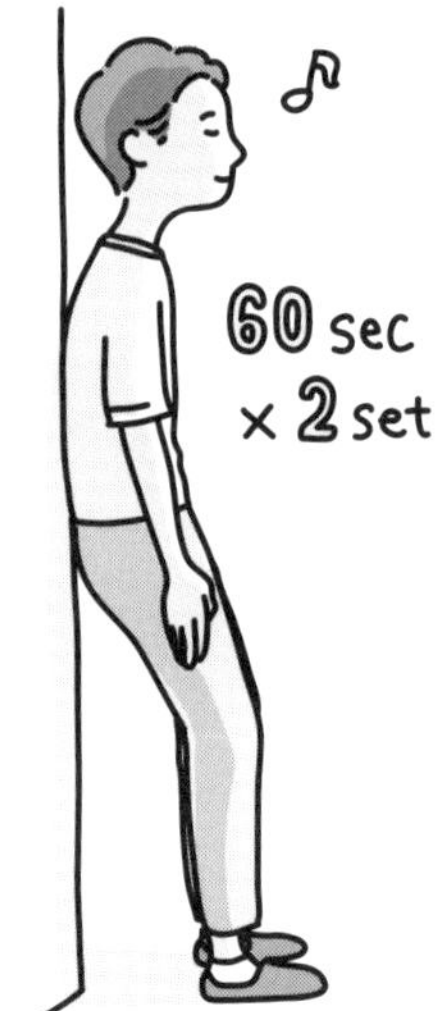

この体操は壁柱角があるところなら、いつでもどこでも行えます。慣れてくれば左右1分ずつ合計2分間行うだけで、脊椎のこりがときほぐれるのを実感できます。やり方は簡単なのに軸が快適に通ってくるのです。仕事や家事の合間に行えば、遂行能力が格段に上がります。

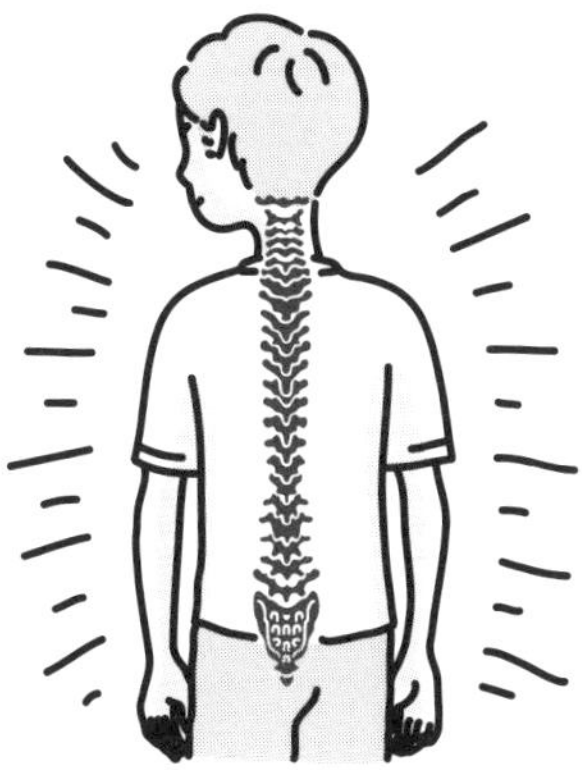

メリット③　認知・運動能力が向上する

普段背骨を触ることはあまりありません。背骨が26個のパーツからできていることを実感する機会もほとんどないでしょう。この体操で背骨まわりの筋肉をゆるめてときほぐしてやると、椎骨の一つひとつがクッキリ意識できるようになり、認知・運動能力が圧倒的に向上します。

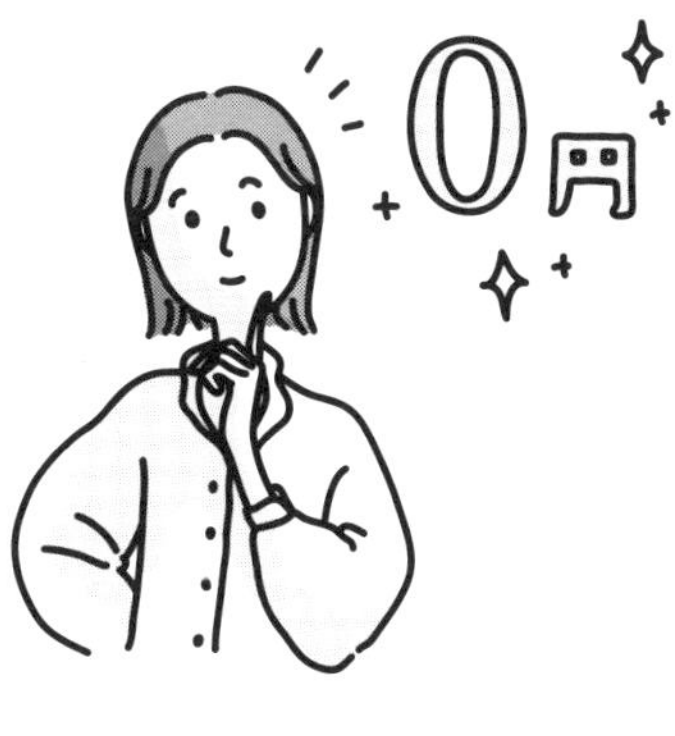

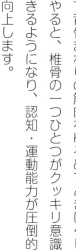

メリット④　お金がかからず無料

首や肩、背中、腰のこりや痛みを解消するためにマッサージを受けるとそれなりの費用がかかります。ところが、この体操は壁柱角さえあればお金がかからず無料でできます。しかも効果テキメンです。上達すれば、どんなマッサージ師よりも上手に背骨まわりの筋肉のこりをときほぐせるようになります。

背骨スリスリ体操がスマホねこ背、パソコン腰痛に即！効く理由

人体の大黒柱である背骨は、24個の椎骨が上下に連なることでできています。頸椎が7個、胸椎が12個、腰椎が5個あり、仙骨、尾骨まで含めると全部で26個にもなります。

これらの椎骨の間には、円板状の軟骨組織である椎間板があります。中央のゼリー状の髄《ずい》核《かく》を、硬いゴムのような性質の線維輪《せんいりん》が取り囲んだ構造をしており、脊椎の上下前後左右からの衝撃や力をやわらげるクッションのような働きをしています。

私たちが身体を前後に曲げたり、左右にねじったりして自由に動かせるのは、この椎間板が身体の動きに応じて少しずつ伸びたり変形したりできる弾力性のおかげなのです。

人の背骨は、椎骨と椎間板が協調しながら軸を通し、キレイなS字カーブを描くことによって2重のバネ構造（軸S字カーブ構造）をつくりあげ、第1章で解説したように最も合理的に身体の重さや外部からのストレスに対して対応することができるのです。

つまり、背骨の軸S字カーブを正確に維持することが、私たちの身体の機能を最大限に発揮することにつながるわけです。そのためには、椎骨と椎間板にかかる負担を最小限に抑えることが、大事なカギとなります。

しかし、現代の生活では、長時間にわたり悪い姿勢でスマホを見たり、パソコン業務をすることが増え、背骨の軸とS字カーブが崩れ、そのことが慢性的な問題を引き起こしています。それが症状として現れたのが「スマホねこ背」や「パソコン腰痛」です。

「背骨スリスリ体操」で脊側を刺激すれば、こりが取れ、軸が見事に立ち上がり、背骨がキレイなS字カーブを取り戻すようになります。この体操を日常生活に適切に取り入れれば、スマホを見たり、パソコン作業をしているときでも、自然と正しい姿勢でいられるようになり、スマホねこ背、パソコン腰痛を根本的に改善します。

椎骨

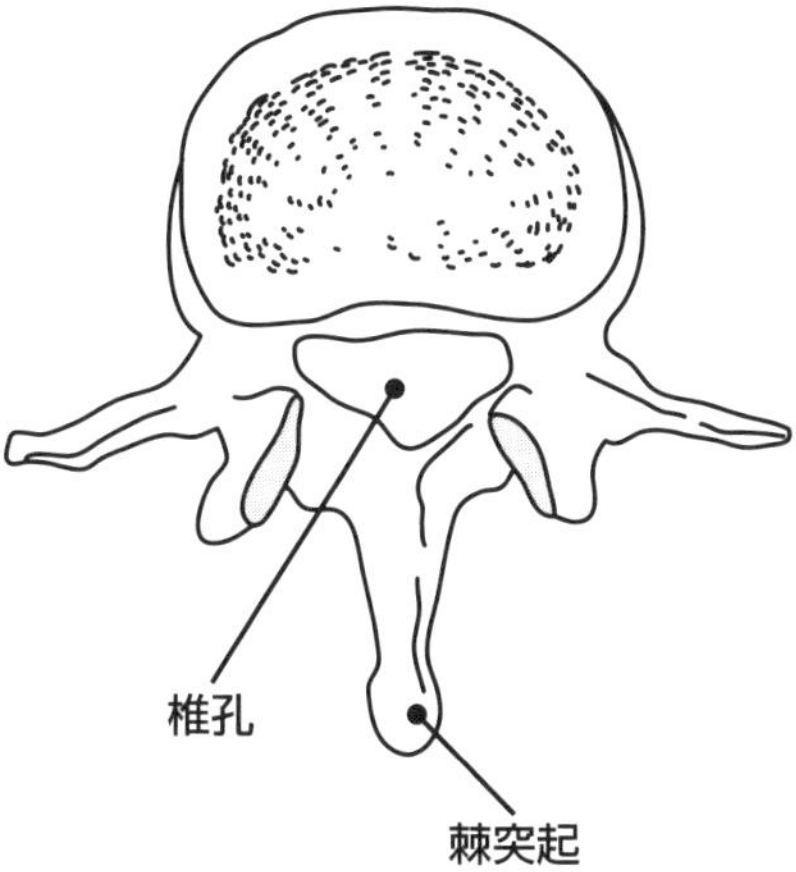

椎間板

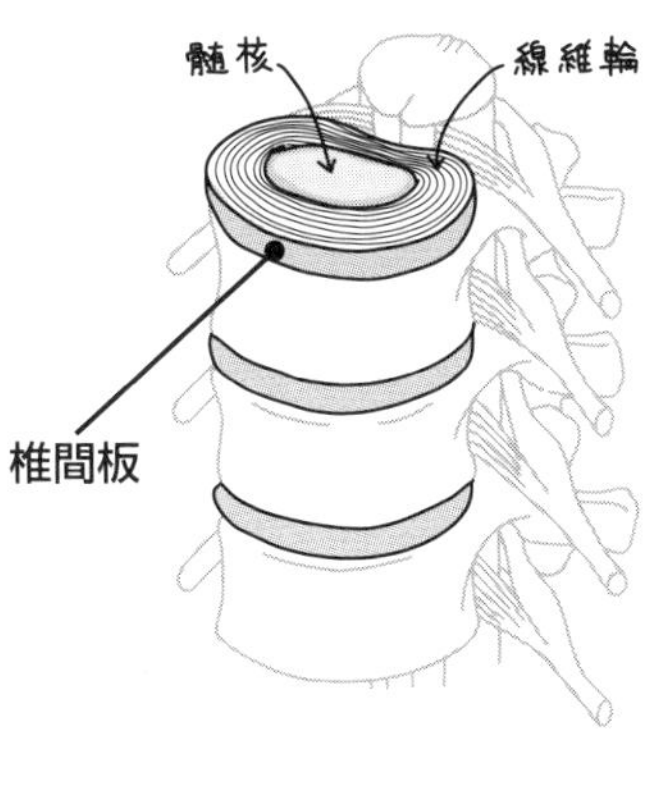

背骨スリスリ体操は認知症を予防する！

椎骨には、脊柱管《せきちゅうかん》と呼ばれる椎孔《ついこう》（椎骨の中央部の穴）が連なることでできたトンネル状の管があります。管は脳脊髄液《のうせきずいえき》という液体で満たされ、その中には「脊髄」という脳とともに中枢神経を形成する非常に重要な細長い器官が通っています。脊髄は、脳からの司令で身体を動かしたり、動きや力や痛みやしびれといった感覚を脳に伝える重要な働きを担う、いわば全身の神経の通り道です。

しかし、悪い姿勢でスマホやパソコンを使い続けたり、重い物を持ち上げたりして背骨に過剰な負担がかかると、脊柱管が損傷し、脊髄の正常な流れを乱します。この状態を放っておくと、慢性的な腰痛や神経症状を発症する引き金となる恐れがあります。

また近年では、脳と脊髄を包み込む脳脊髄液が、認知症の約7割を占めるアルツハイマー型認知症の発症に大きく関わるとされるアミロイドβ《ベータ》の排出において、非常に重要な役割を果たしていることが、次第に明らかになりつつあります。

脳脊髄液は、脳と脊髄を保護し、栄養の供給や老廃物の排出を行う無色透明な液体です。アミロイドβは、たんぱく質の一種で誰にでも発生するものですが、普通は脳のゴミ（老廃物）として、短期間で、特に深い睡眠時に脳脊髄液によって取り除かれます。

ところが、代謝が衰える40歳頃から脳内のゴミ掃除が追いつかなくなると、アミロイドβが徐々に蓄積し、その毒素により神経細胞やシナプスが傷つき、死滅することで脳が萎縮します。その結果、アルツハイマー型認知症が発症・進行すると考えられています。

「背骨スリスリ体操」で脊側をゆるめ、ときほぐし、軸が通ると、この脊柱管にかかる負担が軽減されるので、脳脊髄液の循環がよくなり、神経の通り道も改善され、神経の伝達がスムーズに行われるようになります。若い人にとっても脊柱管の通りがよくなると脳疲労が取れ、身も心もリフレッシュされるというメリットがあります。

脊髄と脊柱管と脳脊髄液

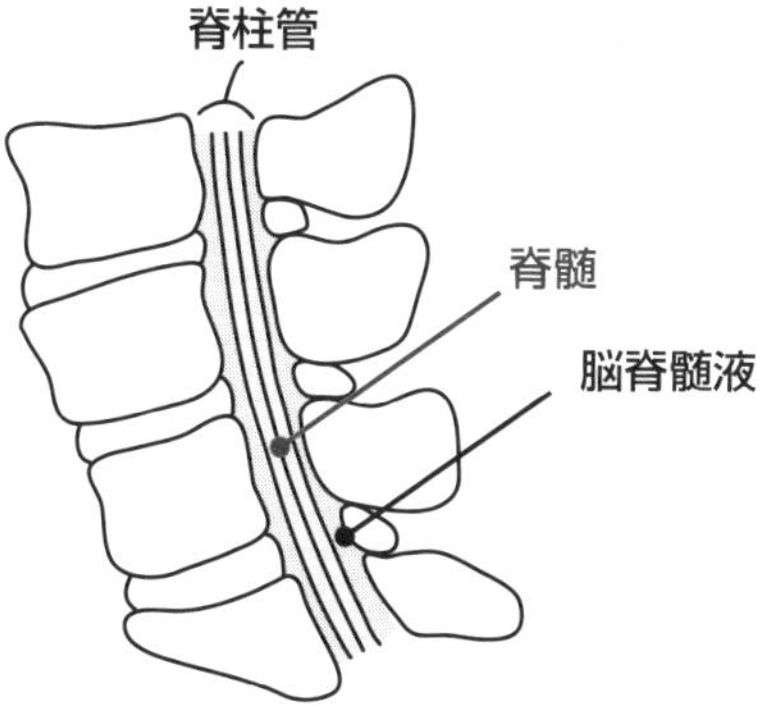

脳脊髄液の循環

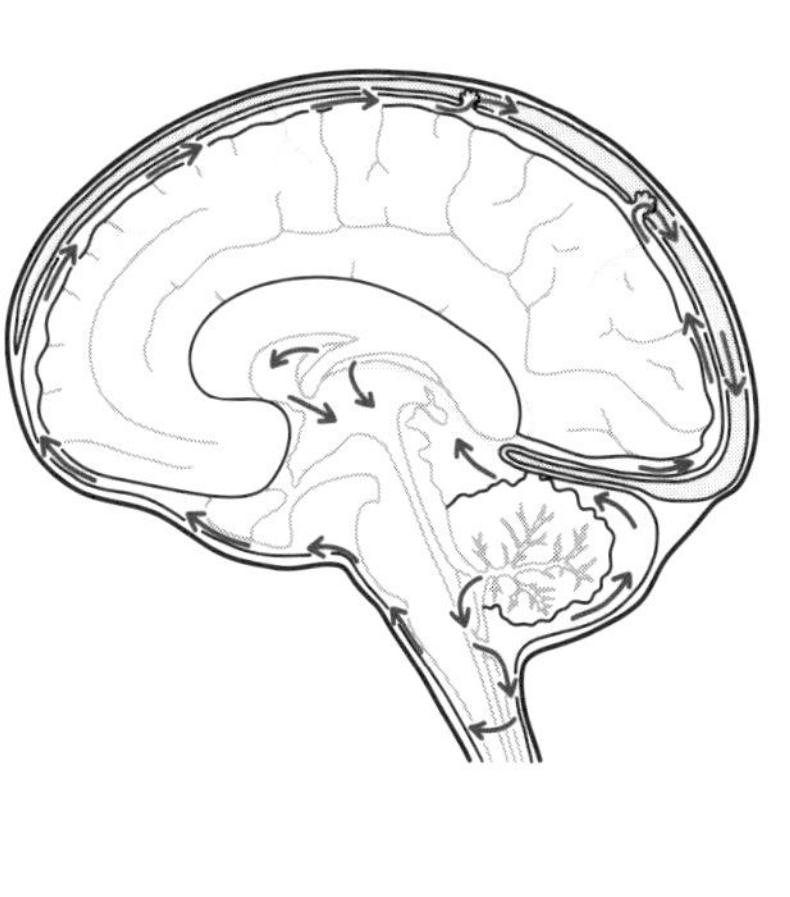

背骨スリスリ体操は「自律神経」を整える！

私たちが健康を維持するうえで大前提となるのが、自律神経のバランスです。

人間の神経系は、脳と脊髄からなる「中枢神経」と、それ以外の神経系からなる「末梢神経」の大きく2つに分類できます。さらに末梢神経は、自分の意思で動かせる「体性神経」と、自分の意思とは無関係に働く「自律神経」の2つから成り立っています。

自律神経は、呼吸や消化、吸収、循環、分泌など、生きていくうえで欠かせない生命活動を維持するために24時間休むことなく働いています。

自律神経には、活動したり緊張しているときに働く「交感神経」と、休息したりリラックスしているときに働く「副交感神経」があり、それぞれ相反する役割を担っています。交感神経は脊髄の胸と腰のあたりから、副交感神経は脳（中脳、橋《きょう》、延髄《えんずい》）と脊髄の仙骨あたりから、それぞれ全身の末梢へと広がっています。

日中は交感神経が優位になり、夜になるにつれて副交感神経が優位になります。この交感神経と副交感神経が、適切なリズムでシーソーのように交互にバランスを取りながら働くことで、私たちは脳と身体を健康で最適な状態に保つことができるのです。

ところが、現代社会では、強いストレスによって交感神経が過度に優位になる一方、副交

理想的な自律神経のバランスとリズム

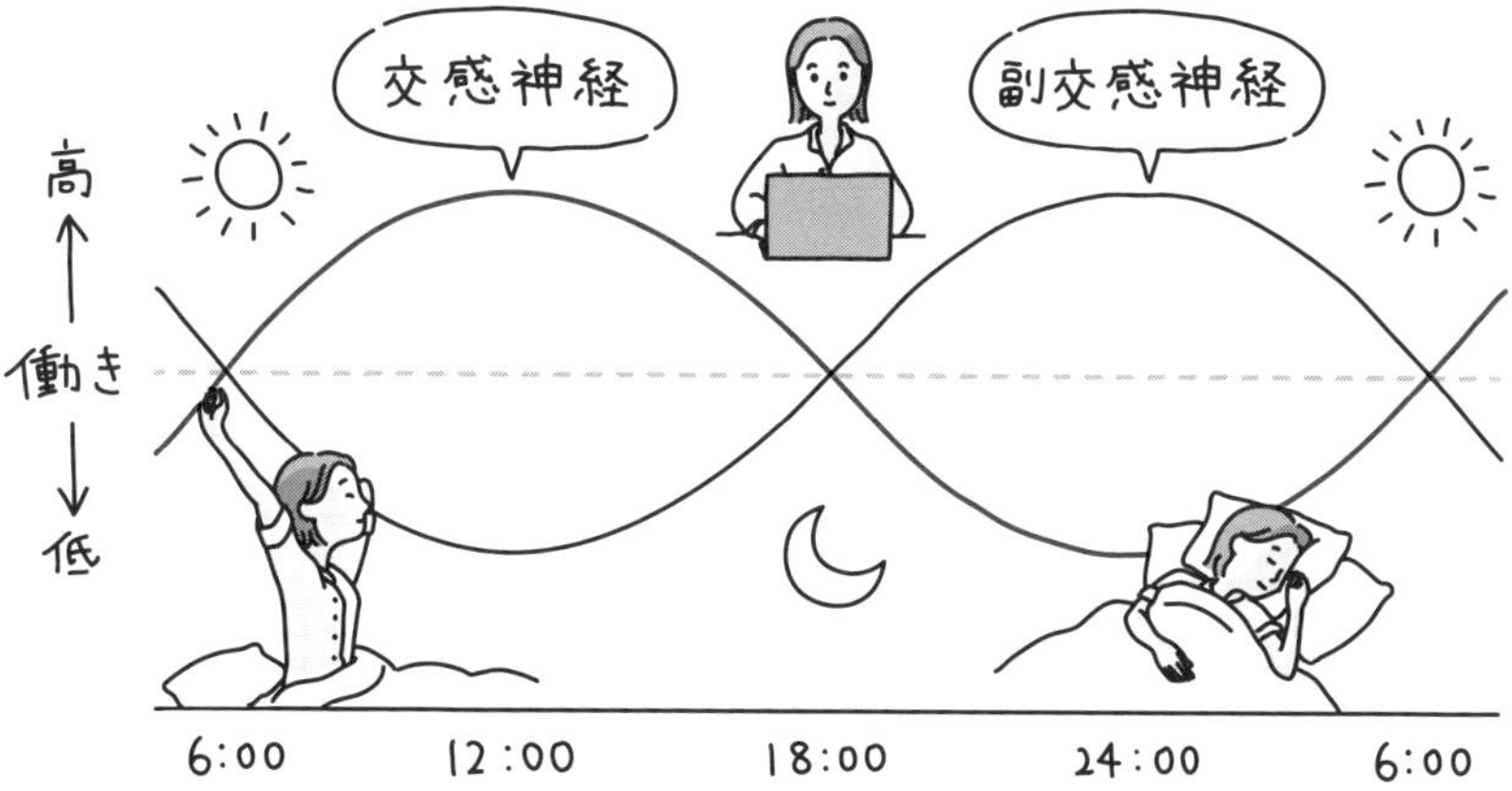

感神経の働きが抑えられ、自律神経のバランスが崩れやすい環境下にあります。

高度情報化社会に生きる私たちは、ネットニュースやＳＮＳの情報に24時間さらされ続け、人間関係やさまざまな不安に思い悩むことで、交感神経がたかぶり続け、必要に応じて適切に休むことがすっかり下手になってしまったのです。

「背骨スリスリ体操」が上達し、この体操を習慣にすると、脊椎まわりの筋肉が圧倒的にときほぐれ、脊髄の機能が広範囲に活性化することで、低下していた副交感神経が優位になり、自分の意志で自律神経のバランスを整える能力がついてきます。

背骨スリスリ体操で身体のあらゆる動きがスムーズになる！

私たち人類は、直立二足歩行を完全に達成した唯一の生物です。鳥類やカンガルー、エリマキトカゲなどの一部の哺乳類、爬虫類も二足歩行を行いますが、背骨と脚を垂直に立てた状態で歩く、完全な直立二足歩行を行うのは人類だけです。

人類は直立二足歩行を取り入れたことで、脳を高度に発達させ、道具や言語を使えるようになりました。そして、この直立二足歩行を行う際に、身体の中心に位置して全身の動きをコントロールしているのが背骨です。

私の長年の研究から、最も優れた走りをするアスリートには、背骨の波動運動が見られることがわかっています。前章でも取り上げた史上最速のスプリンター、ウサイン・ボルトは、その見事な例です。

すでにお伝えしたように、彼は背骨をゆるゆるにして体軸を波のように左右にうねらせ、体幹から推進力を生み出すような走り方をしていました。私は、ボルトのような走り方の運動構造を世界で初めて解明し「トカゲ走り」と名付けたわけですが、それは彼がまるで水面上を颯爽と駆け抜けるバシリスク（イグアナ科のトカゲ）と同じ運動構造の走り方をしていたからです（図8）。

　ボルトのような最高度に優れた走行運動においては、背骨の波動運動が前進力を生み出しています。このような走りを体現するには、その前提条件として前章で取り上げた背骨の「ルースニング（緩解）」と「センター（軸）」の2つができていなければなりません。

　そんな高度な身体能力は必要ないよという人でも、この2つの条件を達成し、背骨の軸S字カーブ構造をつくることができれば、驚くほどの健康と高能力を得ることができるのです。背骨は身体の中心であり、姿勢や動きのバランスに大きな影響を与えるからです。

　「背骨スリスリ体操」が得意になり、身体の動きの中心である背骨が改善できるようになると、身体の他の部位もより効果的に機能し、あらゆる動きがスムーズかつ快適になってきます。


【図8】ウサイン・ボルトのトカゲ走りの運動構造をモデル化したイラスト

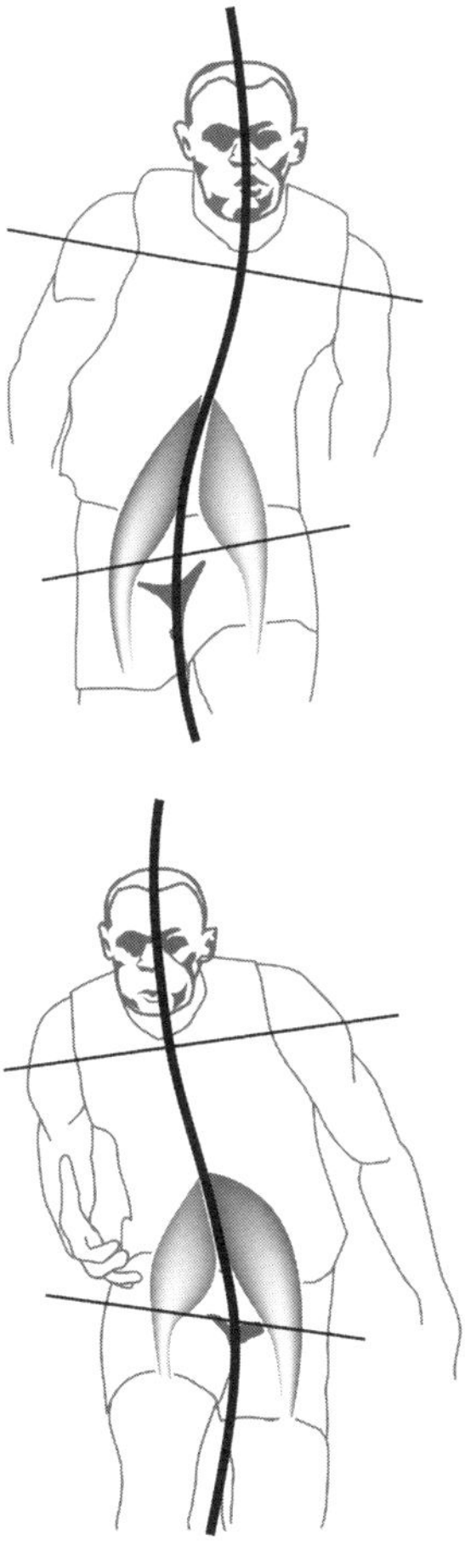

ゆるコラム
②

眼精疲労は首と背骨のケアから

現代社会ではすっかり欠かせなくなったスマホやパソコンですが、これらのデジタル機器を長時間使うことで生じる眼精疲労に悩む人が増えています。首や背骨のこりや疲れを取り除くゆる体操には、このような眼精疲労を改善する効果が期待できます。

眼精疲労になると、肩こりや頭痛、目の痛み・かすみ・充血、視力低下、複視、ドライアイ、吐き気やめまいなどの症状が起きやすくなり、日常生活で困難を感じることが増えてきます。睡眠や休息を十分に取っているのに目の疲れが取れないと感じたら要注意です。

「背もたれ首モゾ体操」（62ページ参照）を行うと、目の神経と関連の深い盆のくぼをやさしく刺激でき、首や肩のこりがときほぐれてラクになると同時に、目の疲れがスッキリ取れます。こまめに行うことで日常のデジタル機器の使用による目の疲れを防いだり軽減でき、快適な視界を取り戻すことが期待できます。「首ゴローリ」（57ページ参照）を組み合わせると、首のこりと目の疲労解消にさらに効果的です。

また「背骨スリスリ体操」（40ページ参照）を行い、こり固まった背骨まわりの筋肉をゆるめてときほぐしてやると、軸が屹立《きつりつ》し、目の疲れが取れるだけでなく、まわりの人や物も別世界のように立体感を持ってクッキリ見えてくるという実感も得られます。

これらの体操は、誰でも簡単に取り組め、たった1分で効果が実感できます。スマホやパソコンの使い過ぎによる目の疲れに悩む人は、ぜひ試してみてください。

第3章

ねこ背と腰痛を改善する1分ゆる体操8選！

スマホねこ背を改善するゆる体操4選

まずは、ガチガチにこわばった首や肩、背中まわりの筋肉をときほぐすことで、スマホねこ背を改善するのに役立つ4点のゆる体操を紹介します。

すでに第1章でも触れたように、うつむき姿勢でスマホやパソコンを長時間使い続けると、首や肩、背中まわりの筋肉が緊張し、骨格が圧迫され、背骨が軸から外れます。するとこれらの筋肉がさらにガチガチに硬縮し、ストレートネックやねこ背などの症状を引き起こします。

首や肩のこり（硬縮）は、さらに奥深くにある脊椎や肋骨のこりが根っこになっているので、根本からこりを取り除くためには、首や肩の筋肉と同時に、背骨や肋骨まわりにある深層の筋肉にもアプローチすることが必要です。

また、ねこ背を未然に防ぐためには、日頃から背骨の軸S字カーブ構造をキープする意識を持ち、首や肩まわりの筋肉に疲労を感じたら、ただちにゆるめることが大切です。こりはまず疲労として現れるので、首や肩に少しでも疲れを感じたら、身体が硬縮する前にゆるめ、ときほぐす習慣をつけましょう。血行と代謝がよくなり、こりを未然に防ぐことができます。

これから紹介する体操は、いずれも簡単なものばかりですが、その効果は抜群です。日常生活の中に上手に取り入れれば、疲労やストレスを大幅に軽減することができるはずです。

スマホねこ背改善ゆる体操①

首ゴローリ

［１分］

頭を左右にゆったりと転がすことで、こわばった首まわりの筋肉をゆるめ、ときほぐします。上達してくると、腰椎の方までときほぐれてきます。脳や目の疲れの解消にもたいへん効果的です。

1

全身を脱力させてダラーッとあお向けに寝る。「ゴローリ」と言いながら、首の頸椎まわりをゆっくりとゆるめるように左側に回して動かす。首まわりが深くときほぐれるように行う。

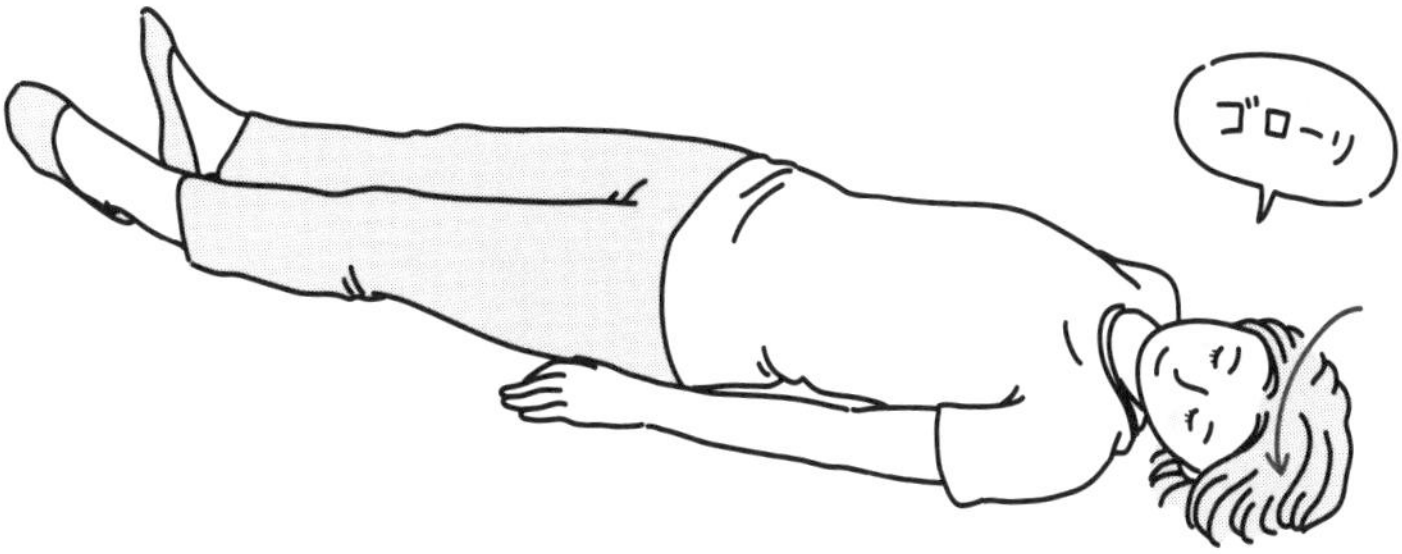

2

次に、反対の右側にも「ゴローリ」と言いながら回して動かす。左右にくり返し、１分間行う。

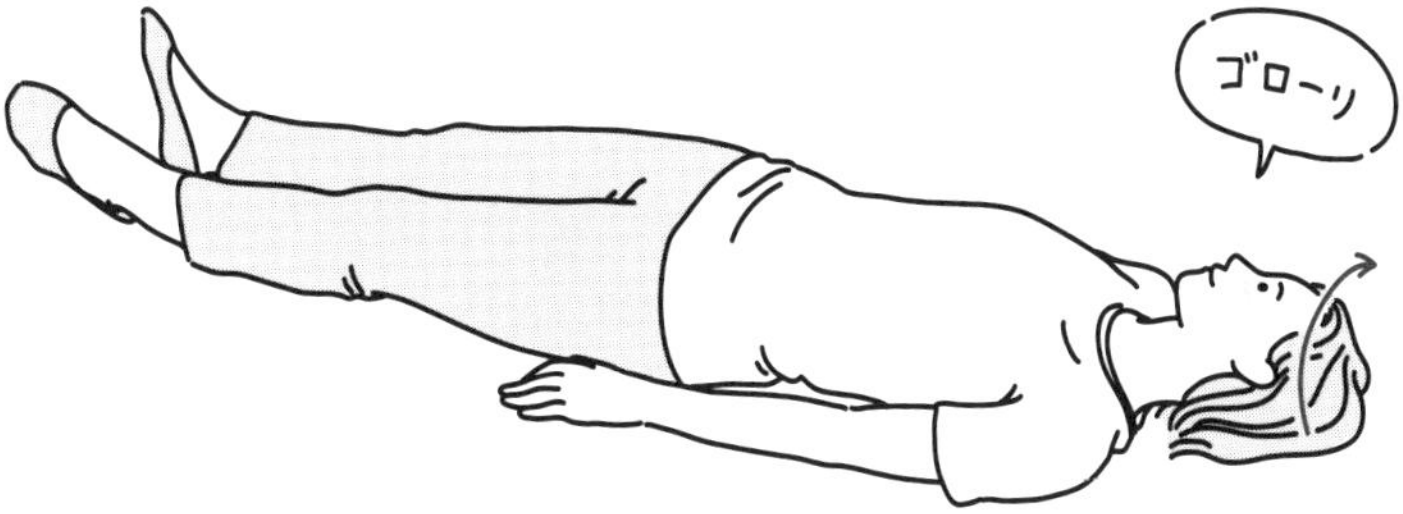

POINT

●後頭部と床の接点を感じ続けながら行うのがポイント。
●首を強く回し過ぎないように注意する。

スマホねこ背改善ゆる体操②

肩ユッタリ

［1分］

肩まわりの筋肉や、肋骨の奥にある肋間筋《ろっかんきん》をときほぐし、ゆるめることで、肩こりや息詰まり感をスッキリ解消する体操です。呼吸が深くラクになり、軸の形成にも効果が期待できます。

1

（30秒）

左肩を少し下げ、右手で肩まわりを「気持ちよく」と言いながら擦る。擦る動きに合わせて自然に身体をゆらすつもりで行うと、擦りの効果がさらに高まる。右肩も左肩と同様に少し下げ､左手で肩まわりを「気持ちよく」と言いながら擦る。

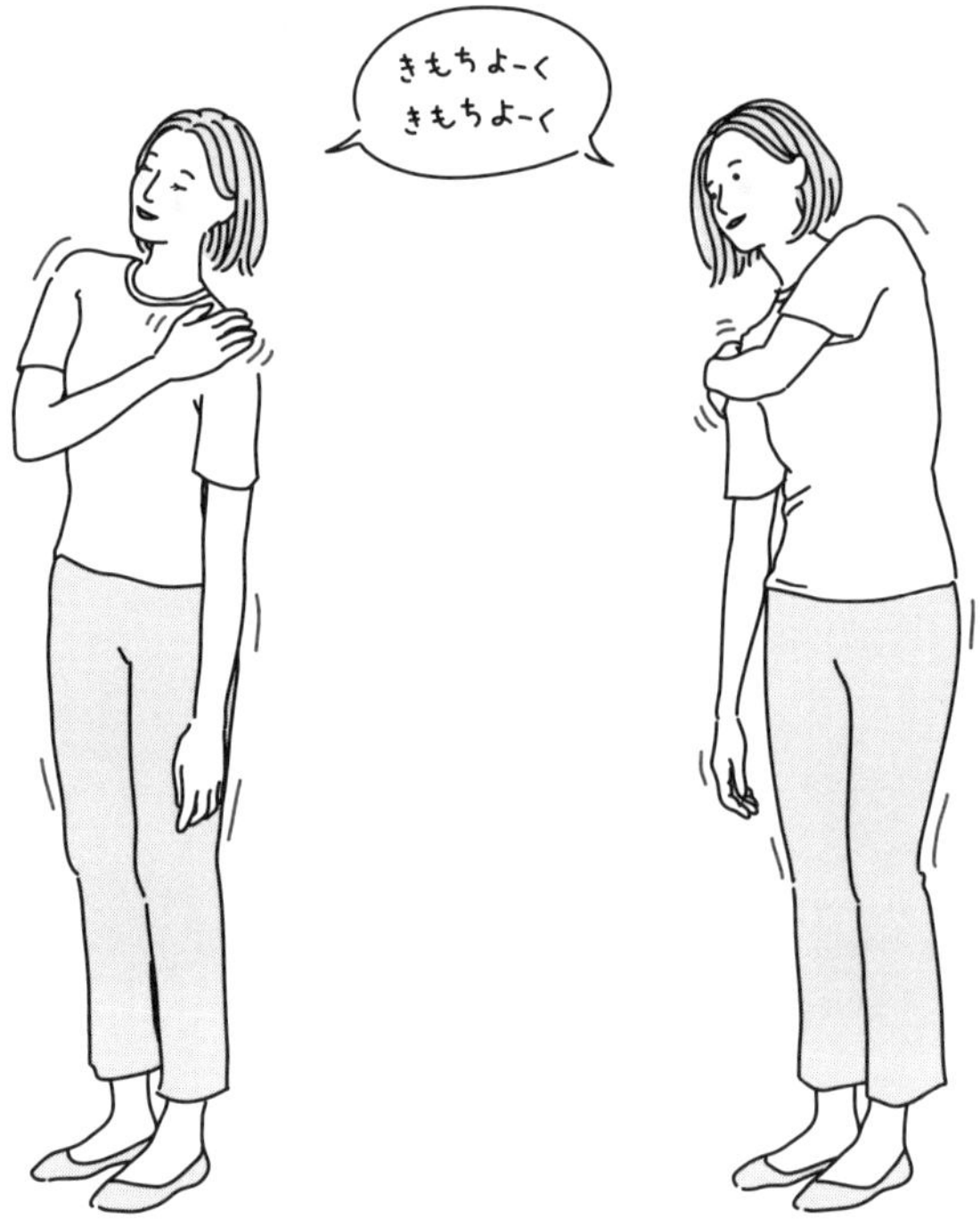

2

（30秒）

腕の力を抜いて「ユッタリ」と言いながら、肩を前から後ろに円を描くように回す。まず「ユッ」で肩を前に出して上に引き上げる。「タリ」で後ろにぐるりと回し、重力で肩を落とす勢いでストンと下ろす。この前→上→後ろ→下という円軌道を描く肩の動きを何度かくり返す。

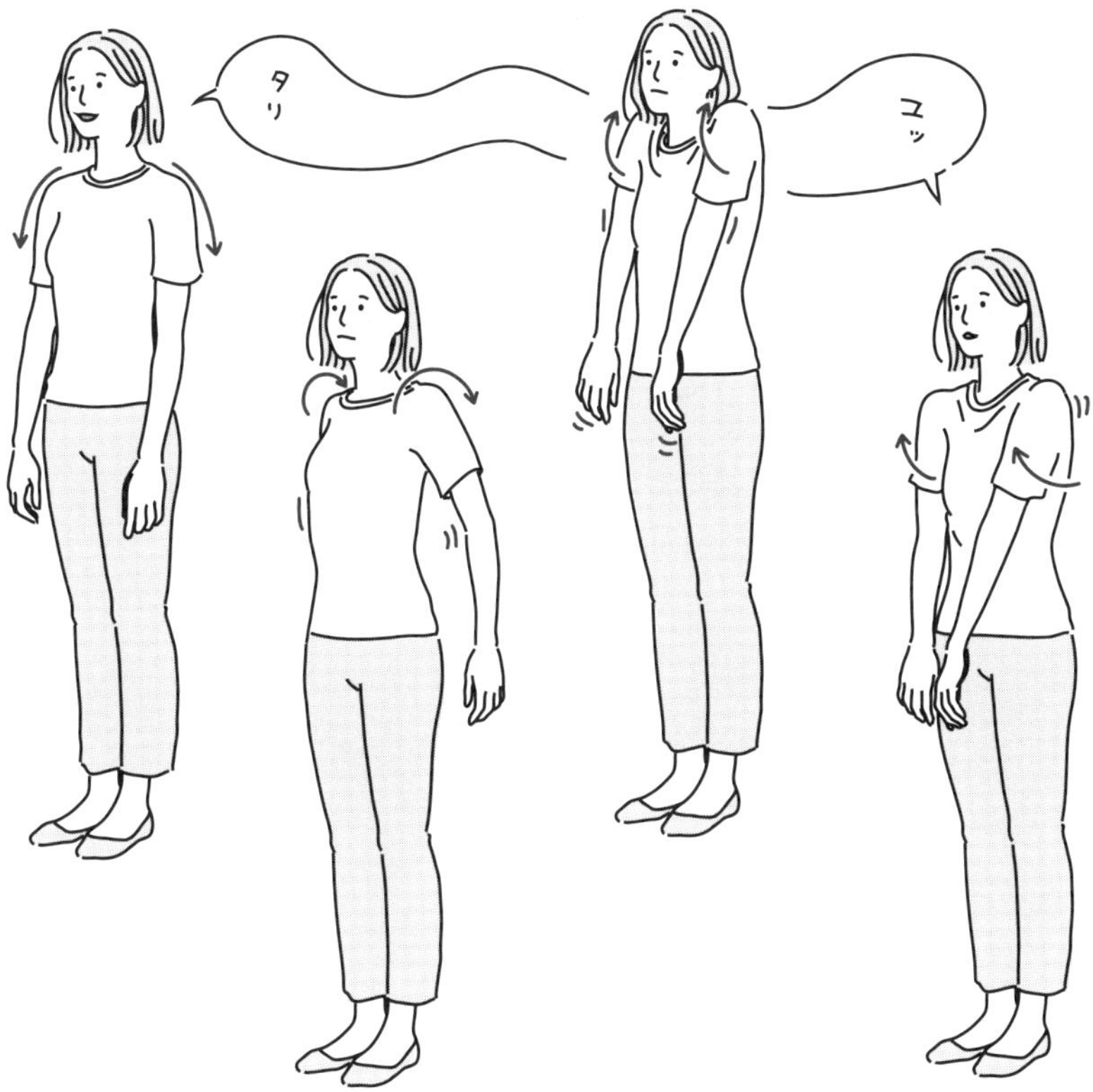

POINT

- ●腕が力んで肘が曲がってしまうのはＮＧ。
- ●肩は肋骨から独立して大きく円軌道を描くように回す。
- ●肩全体がときほぐれるように、ゆったりとしたペースで行う。
- ●肋骨も奥深いところからゆるめ、ときほぐすつもりで。

スマホねこ背改善ゆる体操③

胸背《むねせ》フワ

［1分］

胸と背中まわりをゆるめ、広げて開く体操です。呼吸が深くなり、リフレッシュできます。上達すると上胸部が大きく美しくなり、ウエストもグッと引き締まる効果が期待できます。ストレス解消に最適です。

1

（30秒）

右手で「気持ちよく」と言いながら、胸全体を擦る。左手でも同様に行う。このとき両手を同時に使ってもよい。胸を擦る動きに身を任せてゆれるとさらに効果が高まる。

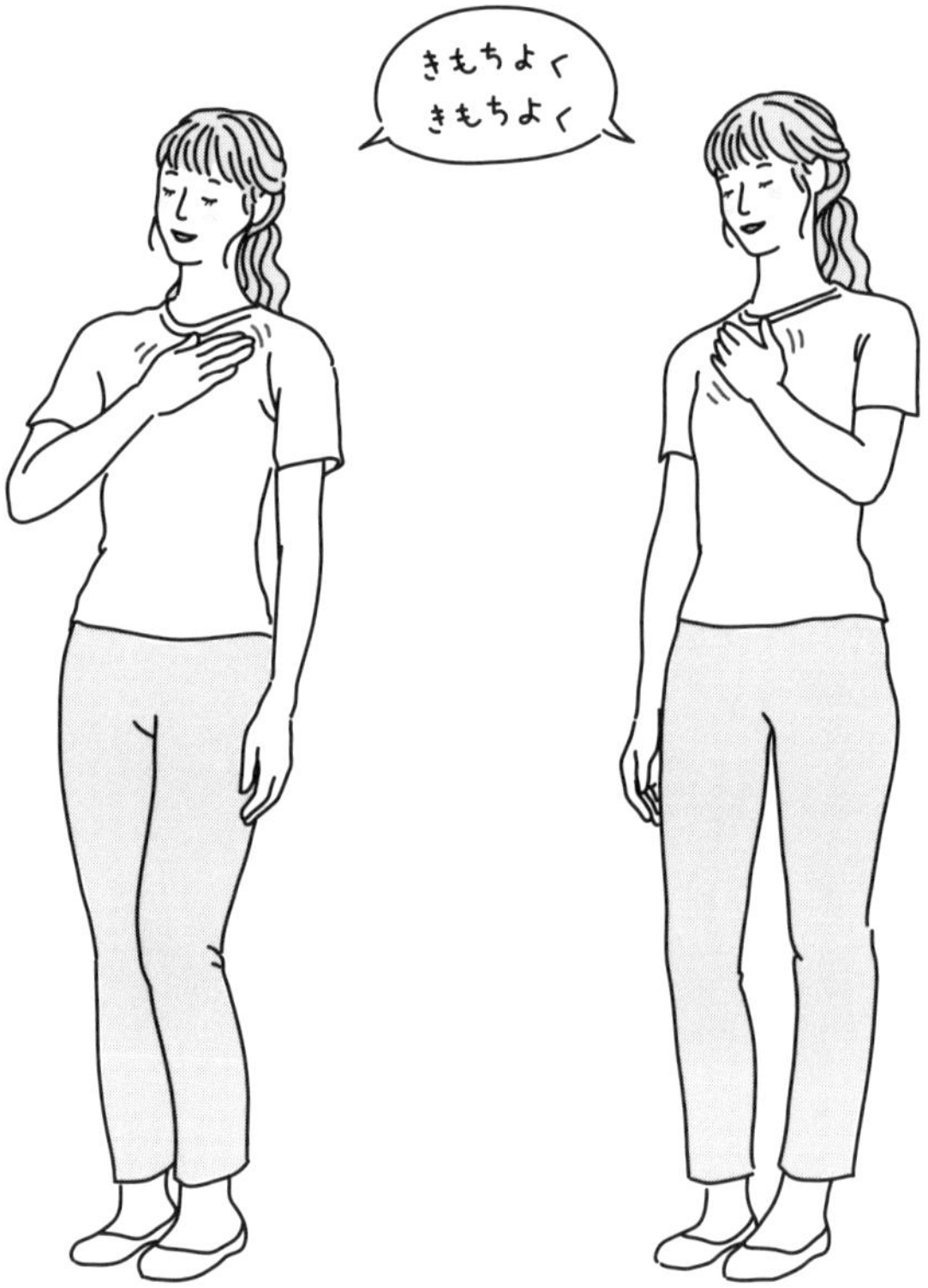

②

（30秒）

大きな声で「フワ──」と言いながら、両腕をゆっくりと後ろに引いていくように開き、胸を広げ開く。「フワ──」と言いながら、両腕をゆっくりと前に出すようにして背中を広げ開く。それを交互に何度かくり返す。胸から背中をモゾモゾときほぐしてゆるめる。

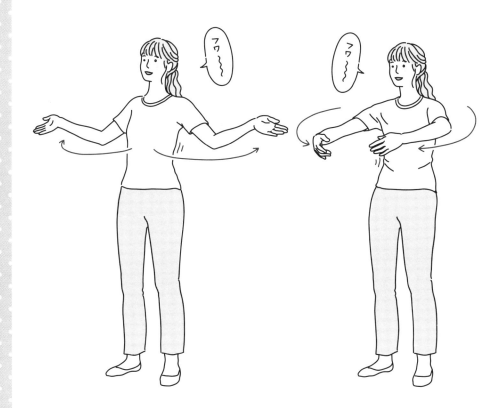

POINT

●胸を擦るときは両手を使ってもよい。
●胸を開くときは背中を縮こまらせない。
●背中を開くときは胸を縮こまらせない。
●背中を開くときに股関節を曲げたおじぎ姿勢にならないようにする。

スマホねこ背改善ゆる体操④

背もたれ首モゾ

【1分】

ソファや椅子の背もたれを利用して、脳の疲れや首のこりを改善します。柔らかい背もたれだと首全体が気持ちよく伸ばされ、硬い背もたれだと盆のくぼが刺激され、目や脳の疲れを取るのに最適です。

ソファや背もたれのある椅子に腰掛け、座る位置を調整しながら首の後ろ（盆のくぼ）を背もたれの上に乗せる。「モゾモゾ」と言いながら首を左右に少しずつゆっくりと動かす。ソファで行うときと椅子で行うときでは効果が異なるので、いろいろと試してみるのがおすすめ。

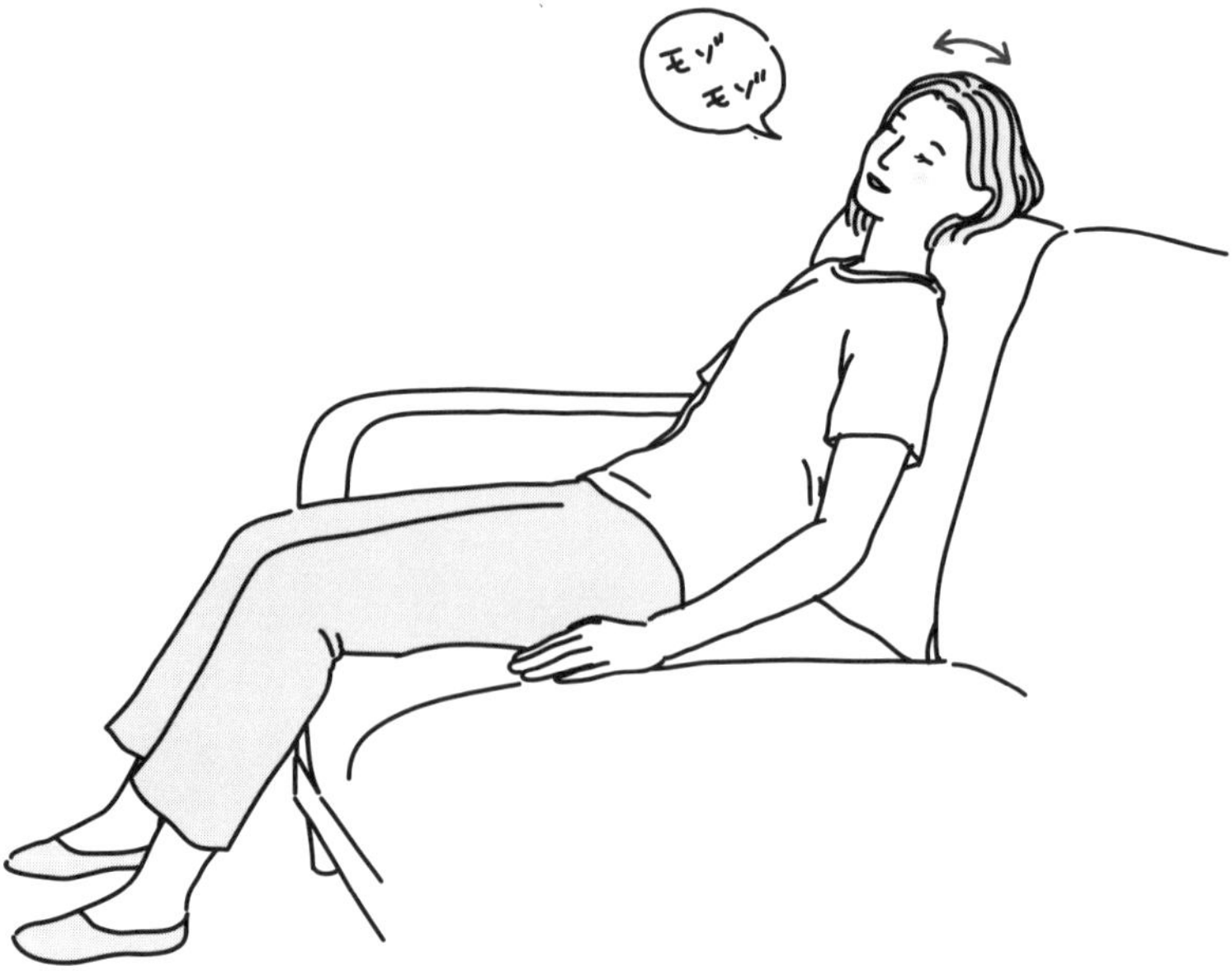

POINT

●激しく動かすと首を痛めるのでソフトにデリケートに行う。
●首を動かす幅は１～２センチ程度にとどめること。

パソコン腰痛を改善するゆる体操4選

次に、デスクワークに起因する腰痛を改善するのに効果的なゆる体操を４つ紹介します。

近年、ますます多くの人が勤め先や在宅でのパソコン作業に長い時間を費やすようになり、腰痛に悩む人が増えています。特に姿勢の悪い人は、背骨の軸S字カーブが崩れ、一部の腰椎に負担が集中しています。その結果、周辺の筋肉がこわばり、血流や代謝が悪くなることで、酸素や栄養が行き届かず、疲労物質も回収されないため、腰痛を引き起こしやすくなるのです。

腰痛を改善させるには、腰のこりや硬縮をゆるめてときほぐし、痛みを感じる部位とその周囲の血行をよくすることです。こりや痛みの原因となる疲労物質を取り除くことができます。

また、正しい姿勢であっても座りっぱなしは血行や代謝を悪くするので、できれば30分に一度、最低でも1時間に一度は意識的に立ち、その場歩きを1分ほどやるなどして、下半身の筋肉を動かすことによって、足に下りた血液を心臓に押し上げて戻してやることが大切です。

腰痛に悩んでいる方は、これから紹介する体操をこまめに行い、腰痛を元から断つことを心がけましょう。第5章で紹介する「坐骨モゾ」（96ページ参照）もたいへんおすすめです。

なかにはがんや内臓器官の疾患が原因で腰痛を引き起こすケースもあります。原因がわからず腰の痛みが長引く場合には、迷わず医師の診断を受けるようにしてください。

パソコン腰痛改善ゆる体操①

壁腰モゾ・腕腰モゾ

壁や椅子に体重をあずけることで、腰にかかる負担を減らしながら腰まわりをときほぐします。腰を重力の負担から解放してやることによって、よりやさしく腰のこわばりを取り除くことができる体操です。

［1分］

［壁腰モゾ］

足を腰幅程度に開き、腰から背中の部分を壁に当てる。顔は前方を向く。「モゾモゾ」と言いながら、左右の膝を交互に軽く曲げ伸ばして、腰を壁にこすりつけるようにときほぐす。ソフトにデリケートに行うこと。腰痛を予防したりやわらげる効果が期待できる。

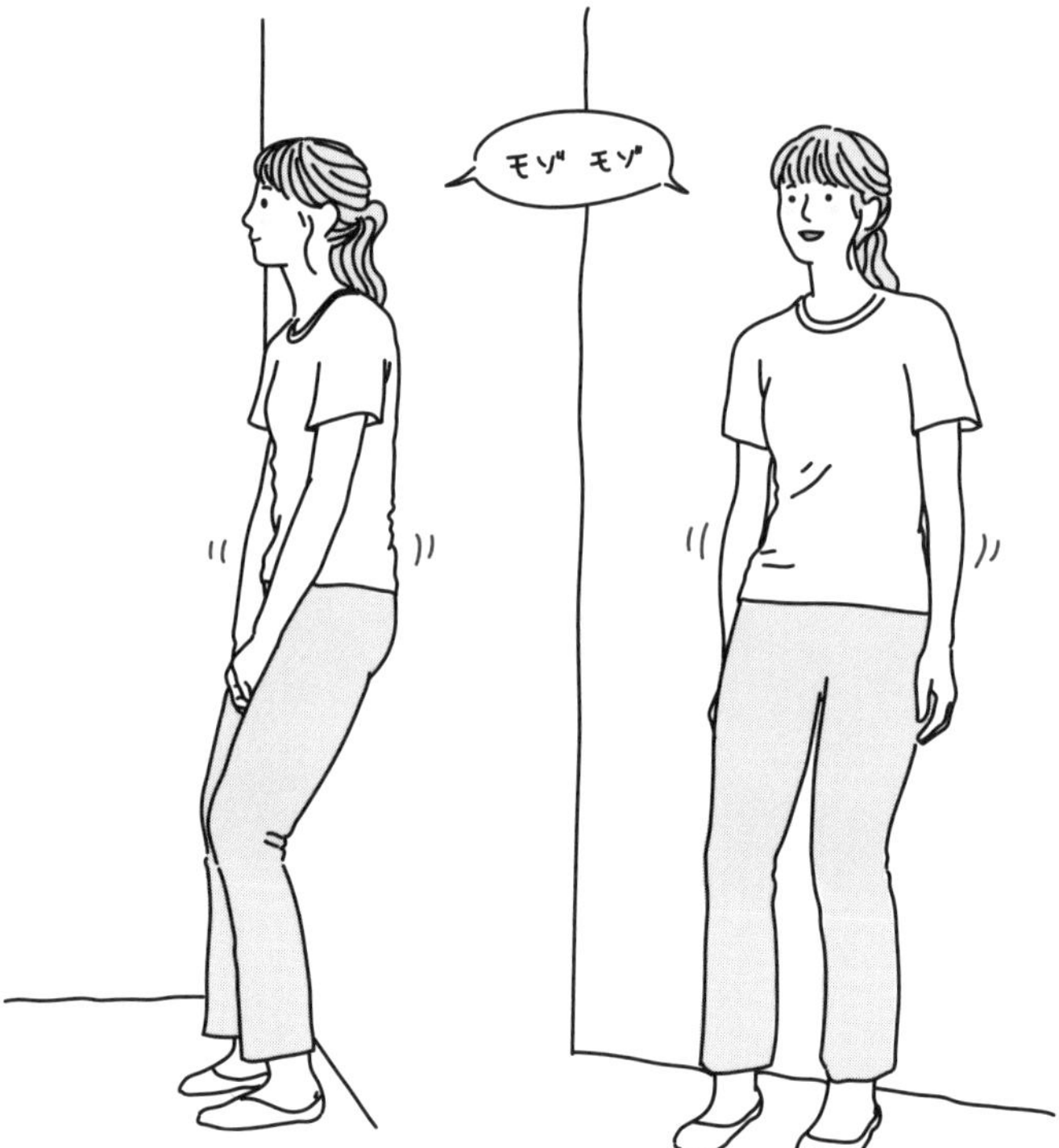

[１分]

[腕腰モゾ]

腕で支えるバージョン。椅子の背もたれかテーブルに両手を置く。足を後ろに引き、体重を半分あずける。腰の力を抜き、「モゾモゾ」と言いながら腰を左右上下に動かしてときほぐしゆるめる。腕に体重がかかり過ぎている場合は、足の位置を前後に移動して調整する。

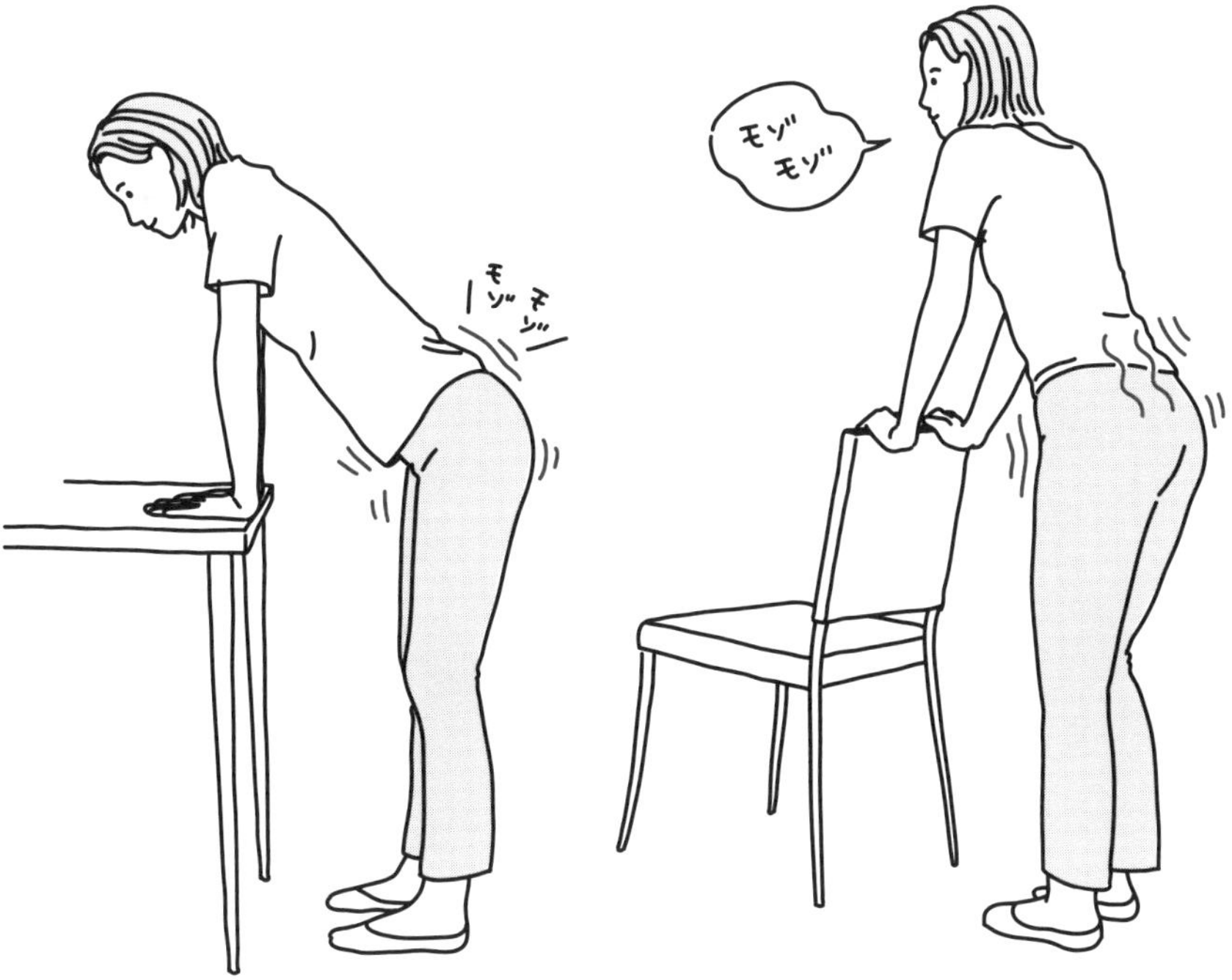

POINT

●壁腰モゾ時に腰を反らして行うのはＮＧ。
●体重を壁などにあずけて腰の負担を減らすのがポイント。
●壁と腰の間にできるだけすき間をつくらないようにすること。
●体重がかかり過ぎている場合は足の位置で調整する。

パソコン腰痛改善ゆる体操②

膝クル

右 30 秒
左 30 秒

膝の内側同士で擦り合うことで、腰まわりの筋肉をゆるめときほぐす体操です。膝だけでなく腰背部を意識して行うと、腰のより深い部分から身体がときほぐれ、腰痛の改善に効果的です。

腕を枕にして頭を乗せ、どちらかの体側を下にして横寝する。ダラーと全身の力を抜き、股関節と膝をそれぞれ 30 度ほど曲げ、すねと体軸が平行になるようにする。両膝を重ね合わせ、上の膝で下の膝の周囲をクルクルとこすり合わせて前回りで動かす。終わったら反対側を向いて同様に行う。

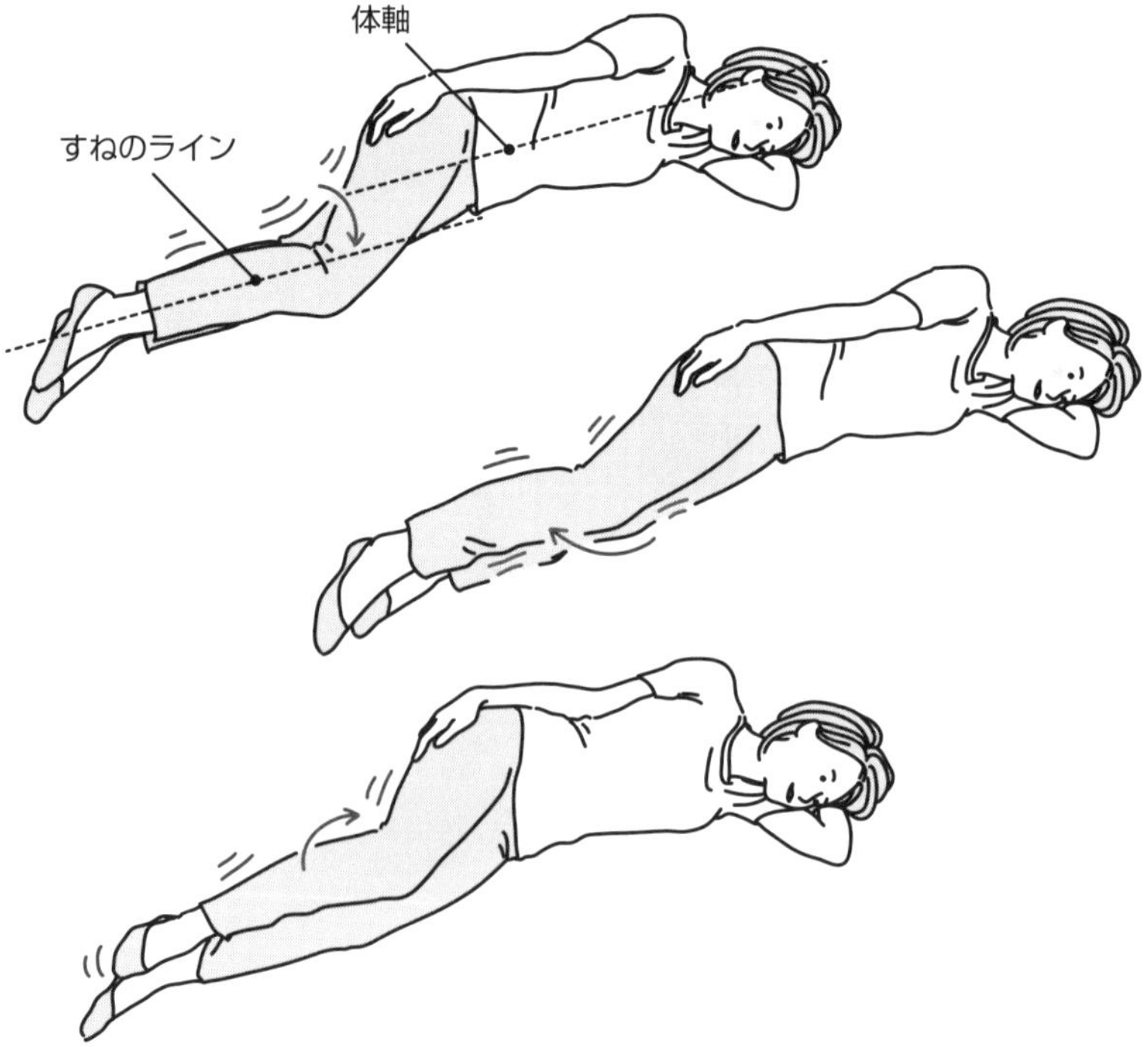

POINT

- 上の足首が下の脚から落ちないように行うのがポイント。
- 上の脚の力を抜き、膝で正確に円運動を行う。

パソコン腰痛改善ゆる体操③

両膝グニュー

[30 秒]

両膝を両手で抱え引きつけて、腰を気持ちよくストレッチする体操です。腕の重みを上手に利用することで、腰をラクに伸ばせます。

両膝を曲げ、足首同士をクロスさせて、両膝を両手で抱える。そのとき、片方の手や手首を反対側の手でつかむようにする。「グニュー」と言いながら、両腕の重みを利用して両膝を引きつける。ダラーと全身の力を抜きながら、腰の裏側が気持ちよく伸びるのを感じる。

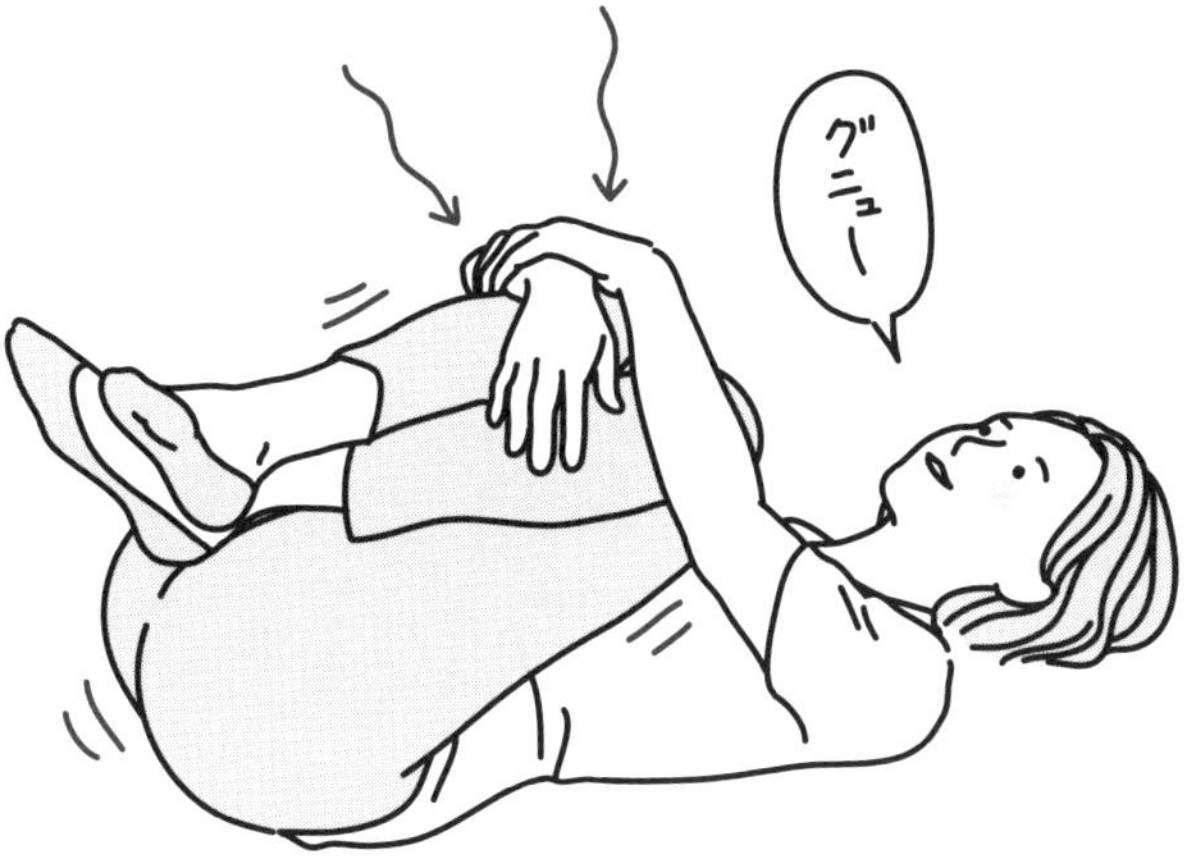

POINT

- ●腕の力でむりやり膝を引きつけないこと。
- ●全身の力を抜き、腕の重みを利用するのがポイント。

背腰ダラー・両膝背腰ダラー

[1分]

しゃがみながら腰背部から首までの筋肉を伸ばし、腰反りを取り除く体操です。中腰で行うバージョンもあります。詰まった椎間板が開き、背骨を緩解（ルースニング）する効果が期待できます。

1

(30秒)

[背腰ダラー]

両足を腰幅程度に開いて立ち、両手を頭の後ろで組む。膝をゆっくりと曲げながら、深くしゃがんでいく。「ダラー」と言いながら、両腕の重みが首や背中を通して腰まで伝わるように、背中から腰の筋肉をゆっくりと伸ばす。足先と膝は同じ方向に向くようにすること。

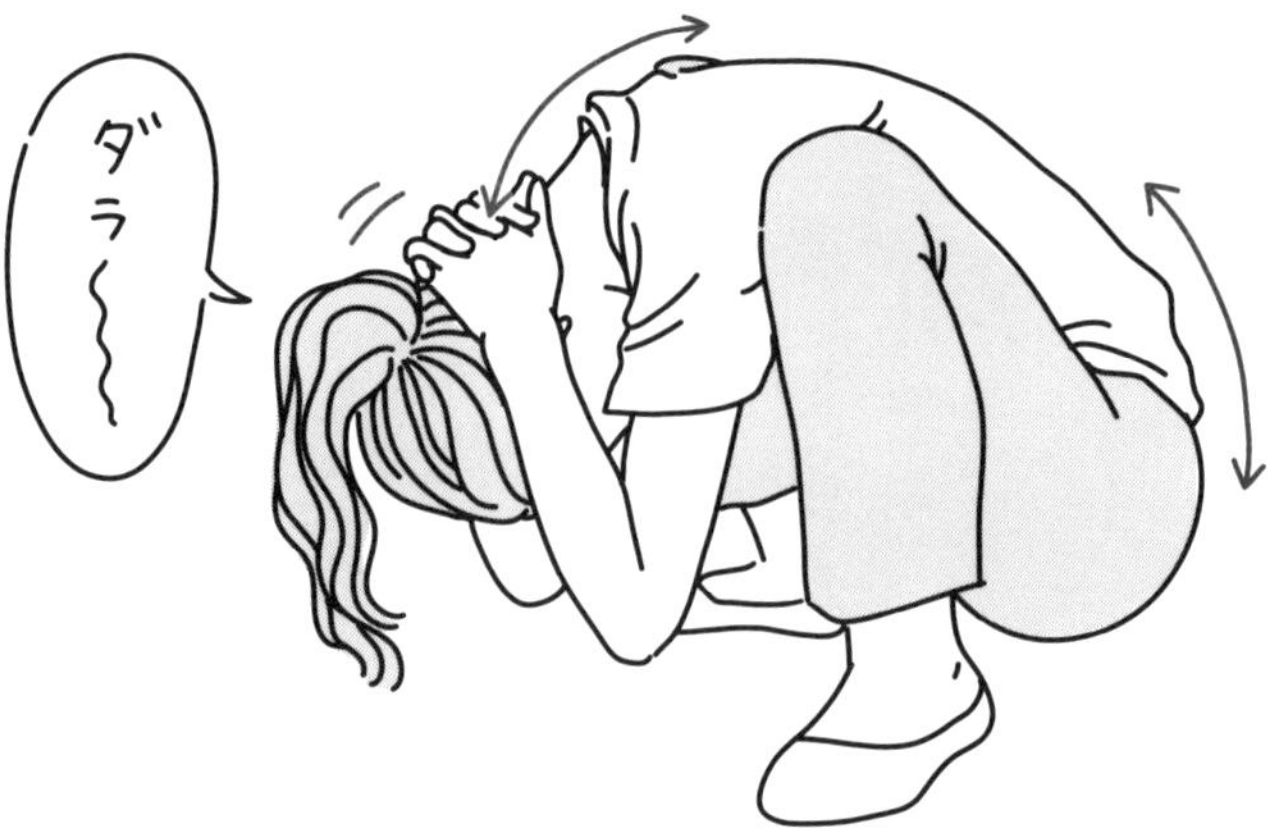

2

（30 秒）

［両膝背腰ダラー］

両足を軽く開いて、両膝に両手を置く。全身の力を抜き、「ダラー」と言いながら、腰と背中を伸ばしながらゆるめる。両肘はごく自然に伸ばして行うのがポイント。前ももから膝のあたりに体重を乗せる。脊椎が自然とストレッチされ、背中と腰のこりや疲労がやわらぐ。

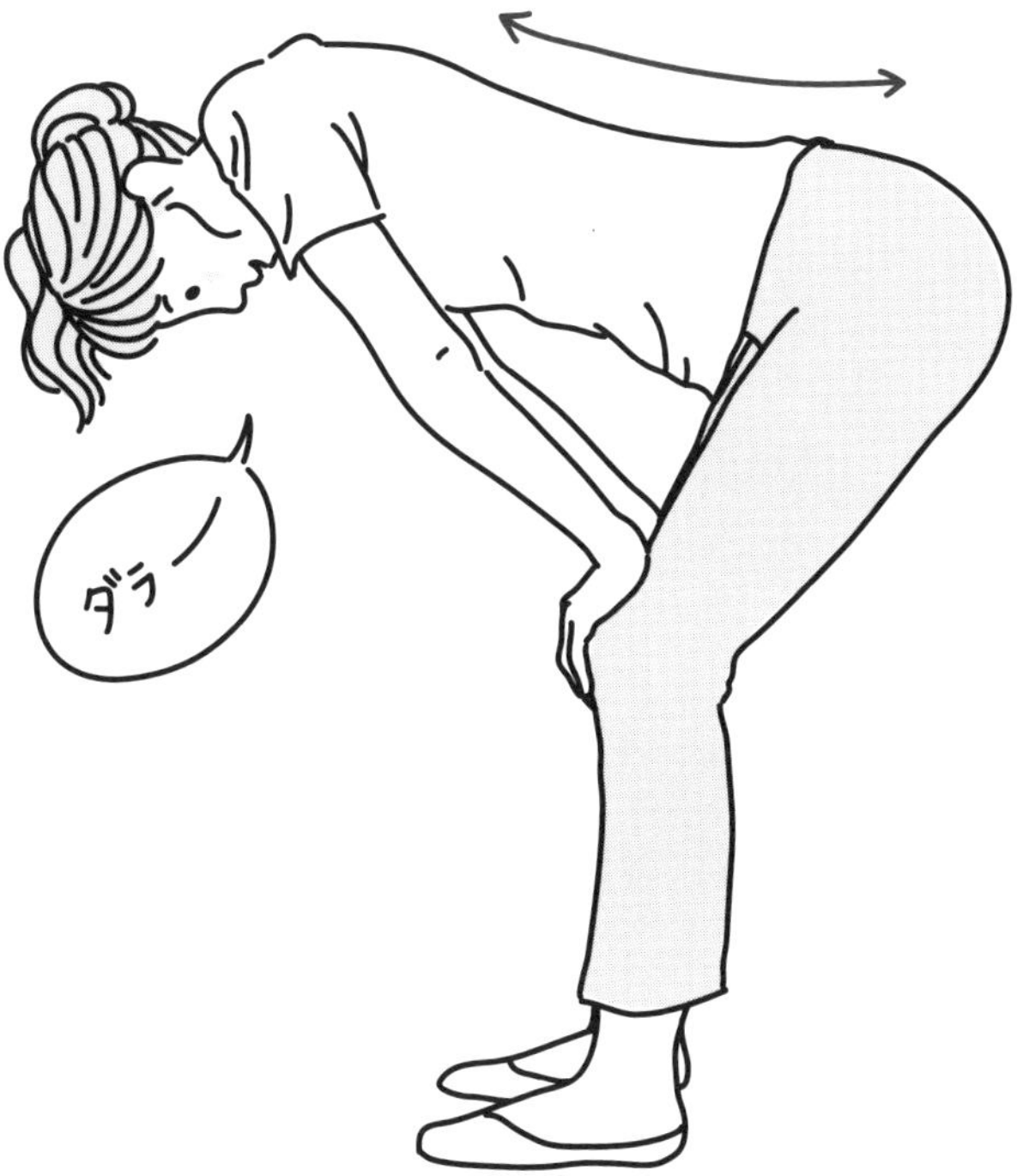

POINT

- 力任せに腰を伸ばしたり、無理に力で首を押し下げるのはＮＧ。
- 足先と膝は同じ方向を向くように。
- 足首の固い人は両かかとの下に本を挟んだり、しゃがんだときに尾骨から仙骨を壁につけて後方に倒れないように工夫する。
- 両肘は曲げたり力を入れずに、自然に伸ばした状態で行う。

ゆるコラム
③

身体をゆるめると疲労が取れやすくなる

年齢や性別によっても異なりますが、私たちの身体の約6割は水分でできており、健康を維持するためには全身の代謝をよくすることがきわめて重要です。代謝をよくするのに最適なのが運動です。私は、運動には大きく次の2つのタイプがあると考えています。

一つは、生活を送るうえで必要となる歩行や労働、レジャーなどのスポーツのような動作を目的とした「動作性運動」です。そしてもう一つは、酸素や栄養の吸収や二酸化炭素や老廃物の排出などの代謝を目的とした「代謝性運動」です。

今日までの多くの運動法は動作性運動を中心につくられてきました。一方、ゆる体操は代謝性運動を土台にしつつ、それにうまく適合するように動作性運動を組み合わせています。

ですから、ゆる体操を行うと全身の代謝が高まり、すみやかに疲労物質を取り除くと同時に栄養を体内に行き渡らせることができるのです。また、ゆる体操には激しい動きがないため、交感神経をあまりたかぶらせることなく、副交感神経を優位にした状態で行えます。

疲れているなと感じたら、こまめにゆる体操を行ってください。疲労がたまる前に、適切に疲労を取り除く習慣を身につければ、疲れを感じることなく、一日を元気な状態で過ごせるようになります。

また、ゆる体操を習慣にすると自律神経のバランスが改善し、寝付きがスムーズになり、翌朝はスッキリと目を覚ますことができるようになります。

第4章

正しい立ち姿勢と立ち姿勢の改善法

全身をゆるめて、地芯から立ち上がる「センター」に身を任せる

本章では、正しい立ち姿勢と、姿勢を改善する方法について取り上げていきます。スマホねこ背やパソコン腰痛の改善には、日頃から正しい立ち姿勢で過ごすことが大切だからです。

本当の意味で人が正しく立つためには、「ウナ」で「地芯」に乗り、地芯から立ち上がるセンターに身を任せることが必要不可欠です。

「ウナ」とは、脛骨《けいこつ》の真下にある点状の身体意識で、足裏から見たときに、足幅の内側から2対3の所、ど真ん中より少し内側にあります（図9）。

「地芯」は、身体意識で捉えた地球の中心のことです。「地球の中心」では言葉が長く、「心」よりモノの「芯」の方がしっくりくるので、略して「地芯」と呼んでいます（図10）。

私たちの身体の重心には地芯に向かって絶えず重力がかかっており、この真下に伸びる物理的な一線を重力線と呼びます。この重力線に沿って形成された身体意識がセンターです。

センターは、地芯から立ち上がり、ウナと玉芯《ぎょくしん》（会陰《えいん》にできる身体意識）、S字カーブを描く背骨のど真ん中（体幹の前から5対3の位置）を通って、センターの頭頂点（「天玉《てんぎょく》」という）から天に抜けていきます。

すでに第1章でもお伝えした通り、センターを形成するためには、身体の重心を微細かつ正確に感じ取るために身体をゆるめることが必須不可欠の前提となります。

トップアスリートは、例外なく全身がゆるゆるにゆるんでおり、素晴らしいセンターが通っています。例を挙げると、大谷翔平です。こうしたメカニズムで彼の動きを観察すると、いまにも崩れそうなほどゆるんだ身体の、道具を含めた全身体の絶妙なバランスをセンターで取っているのが見えてきます。人が持っている力を最大限に発揮するには、この「センター」と「ルースニング」の2つが欠かせません。これが人間と地球が織りなす法則だからです。

それは、アスリートではない私たちにとっても同様です。真に正しく立ち、姿勢を改善するには、全身をゆるめて地芯から立ち上がるセンターに身を任せることが必要なのです。

それによって私たちのすべてに例外なく、最高の健康と最高の能力と最高の快適をもたらすベース、本当の意味での人生の基盤ができるのです。

【図 9】ウナの位置

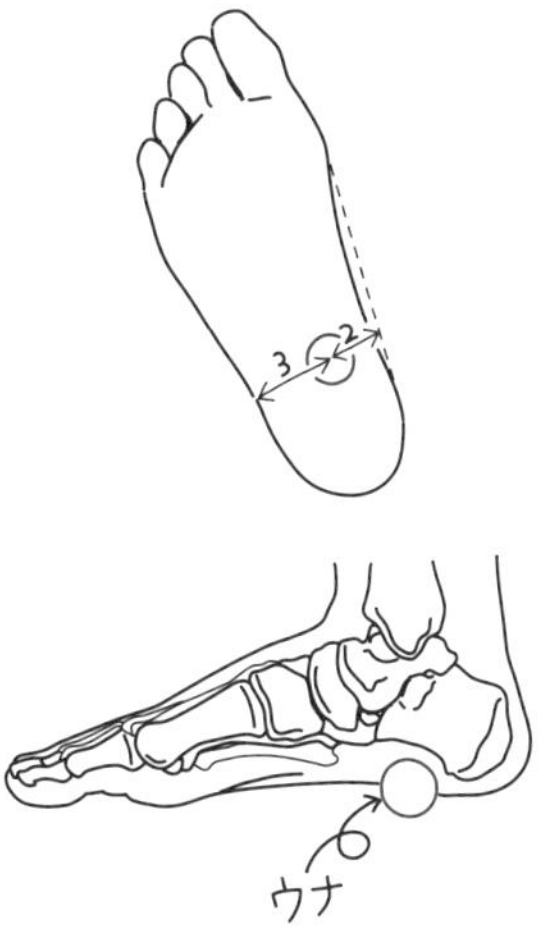

【図 10】身体をゆるめ地芯に乗った正しい立ち方

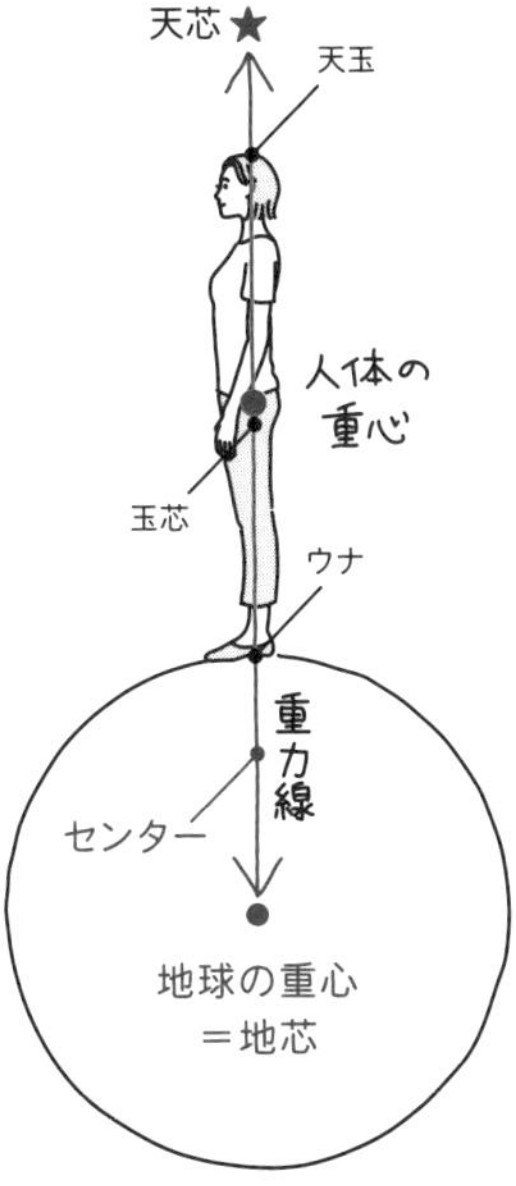

立つことは、人類最高のトレーニング法であると同時に最大のストレスにもなる

間違った姿勢で立つことは、私たち人間にとって最大のストレスです。本来は使わずに済む労力を余計に使うことで身体が消耗し、脳にとっても大きな疲労となるからです。

ところが、正しい姿勢で立てるようになると、そのストレスを最小限にできるどころか、立つこと自体が、直立二足歩行を果たした人類にとって、最善・最高の能力をつけるためのトレーニングに変貌するのです。

座ることについても同じことが言えます。第1章でも触れたように、座位の方が立位よりも1・4倍もの強い負荷が腰椎にかかります。間違った姿勢で座ることは、座っている全時間中、自分の腰椎を痛め続けているようなものですから、いますぐにでも改善すべきです。

正しく座ることができれば、座っている時間すべてが最高のトレーニングになります。具体的な方法については、第5章で取り上げていきます。

これは歩き（※）についてもまったく同様です。動いている分、運動トレーニングの効果という観点から見れば、座位、立位よりもはるかに優れています。いずれにおいても共通して重要なのは、「センター」と「ルースニング」です。

まずは、地芯の上空６０００キロに自分が立っているというイメージを持ってください。地芯を想像するには、色があった方がいいでしょう。さまざまな実験を行った結果、地芯は「美しいシルバー色」でイメージするのが一番効果的であることがわかっています。

次のページから紹介する「頭載通軸法《とうさいつうじくほう》」は、頭の上にモノを載せて立ったり、歩くことで軸を強化し、姿勢を改善する方法です。楽しみながら取り組んでください。

なお、本書で紹介する方法はすべて、美しいシルバーの地芯上空６０００キロに立つイメージで行うと、効果が圧倒的に高まります。「環境センター法」（37ページ参照）を行い、「美しいシルバーの地芯上空６０００キロ」に立っていることを感じてから始めましょう。

※歩きのトレーニングに関心がある方は、『スーパーウォーク歩道　スポーツパフォーマンスが爆発的に向上する』（ベースボール・マガジン社）、『脳と身体を歩きで鍛える　毎日をコンプリートに楽しむマルチウォーク「歩道」入門』（さくら舎）をご参照ください。

立位、座位、歩行のすべてがトレーニングの機会になる

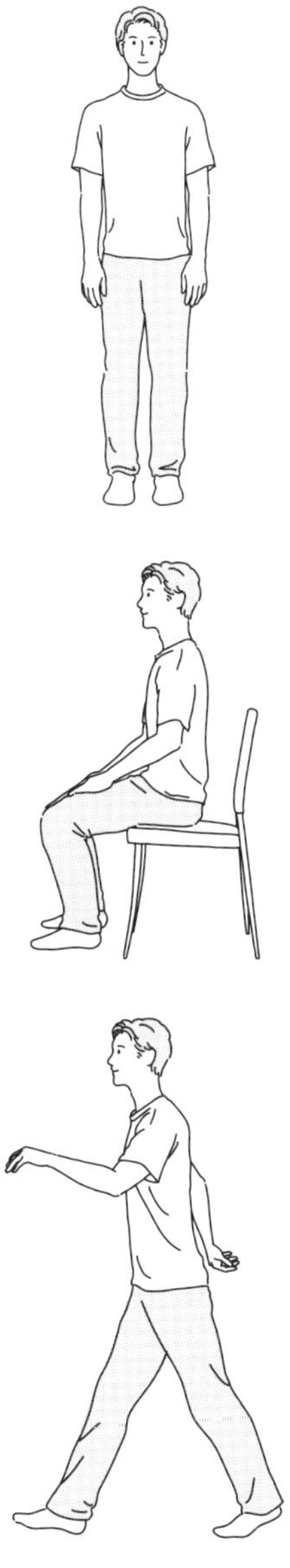

「高岡式頭載通軸法」で軸と姿勢を改善！

頭上にモノを載せて歩くことで姿勢を改善する

高岡式頭載通軸法は、頭の上に本や雑誌などのモノを載せることで「センター（軸）」を形成し、身体のバランス能力を高め、姿勢を改善する方法です。

天玉がほどよく刺激されるので、自然に上半身に軸が通りやすくなります。モノを落とさないようにバランスを取ろうとして身体を固めると意味がなくなるので、よく脱力・緩解に努めます。

環境センター法（37ページ参照）を行い、美しいシルバーのセンターを通してからやると、軸の形成効果が圧倒的に高まるので、必ず事前に行ってください。

終わった後には軸が屹立し、自然と姿勢がよくなっているのが感じられるでしょう。

導入　ウォーミングアップ・準備

壁腰モゾ、背骨スリを行う。軸を通すためのアイテム（本や雑誌など）を見つけて持ってくる。本を左手に持った状態で環境センター法を行う。

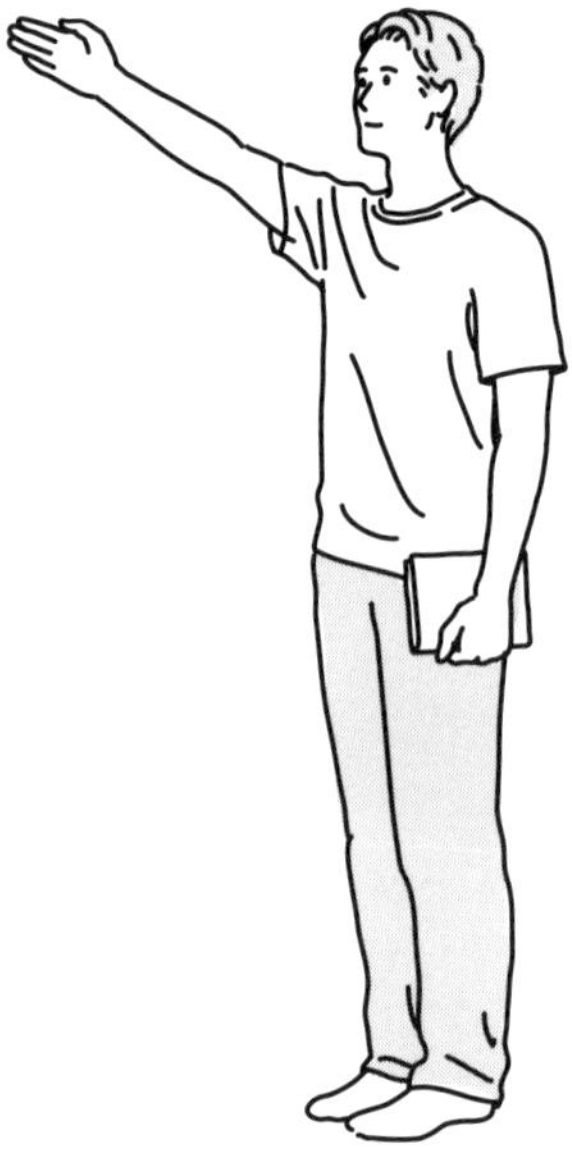

① 地芯上空6000キロに立つことをイメージ

右手の一面手を首から胸の前に立てながら、美しいシルバーの地芯上空6000キロに立つことをイメージする。このとき両足はピッタリと接してつま先は正面を向ける。

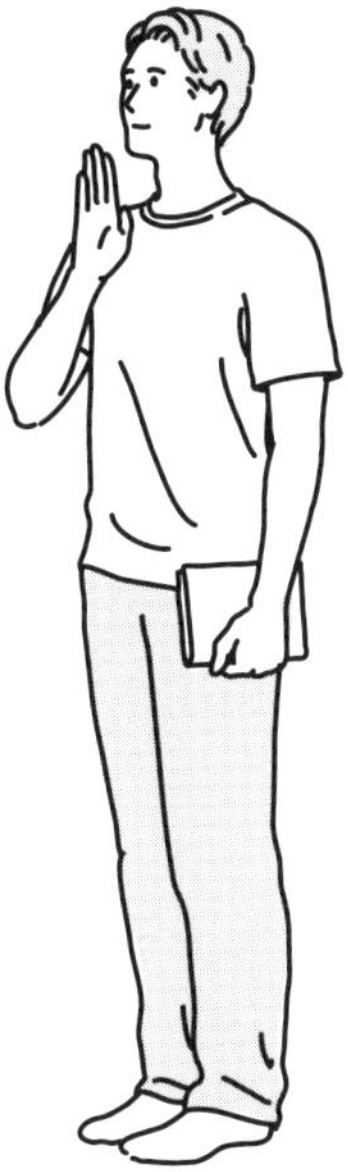

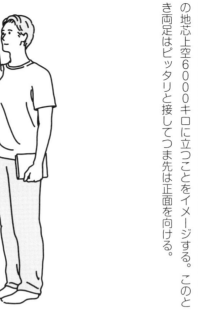

② 本をプラプラゆする

ゆっくりと手に持った本を股前あたりにぶら下げるようにして、本が地芯に向かって吊り下がっているイメージでプラプラとゆする。

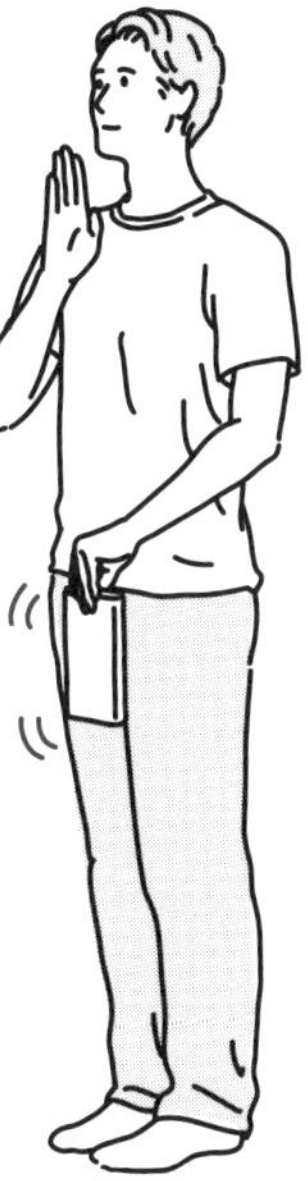

③ 本を頭頂に置く

本の重みを感じつつ、地芯に引っぱられながら、天芯（軸の最上端となる天の中心）に吊り上げられるイメージで、本を持った左手をまっすぐに頭上に持っていく。さらにそこから天芯に吊り下げられるイメージで本を天玉（軸の頭頂点）に下ろしてきて落ちないようにバランスを取って置く。

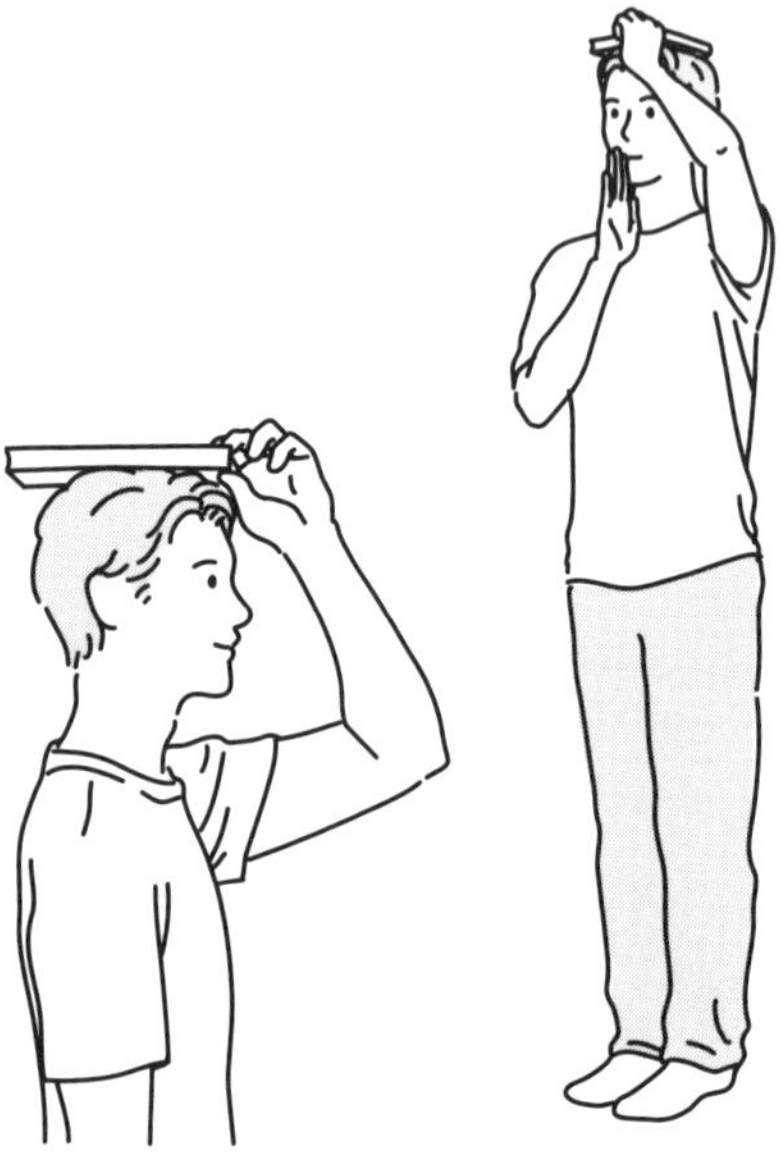

④ 軸を中心に気持ちよく呼吸する

地芯上空6000キロに立って天芯に吊られながら、気持ちよく快適な気分で、ゆっくりと軸を中心に全方向均等軸呼吸（106ページ参照）を3〜5回くり返す（時間にして1分前後）。

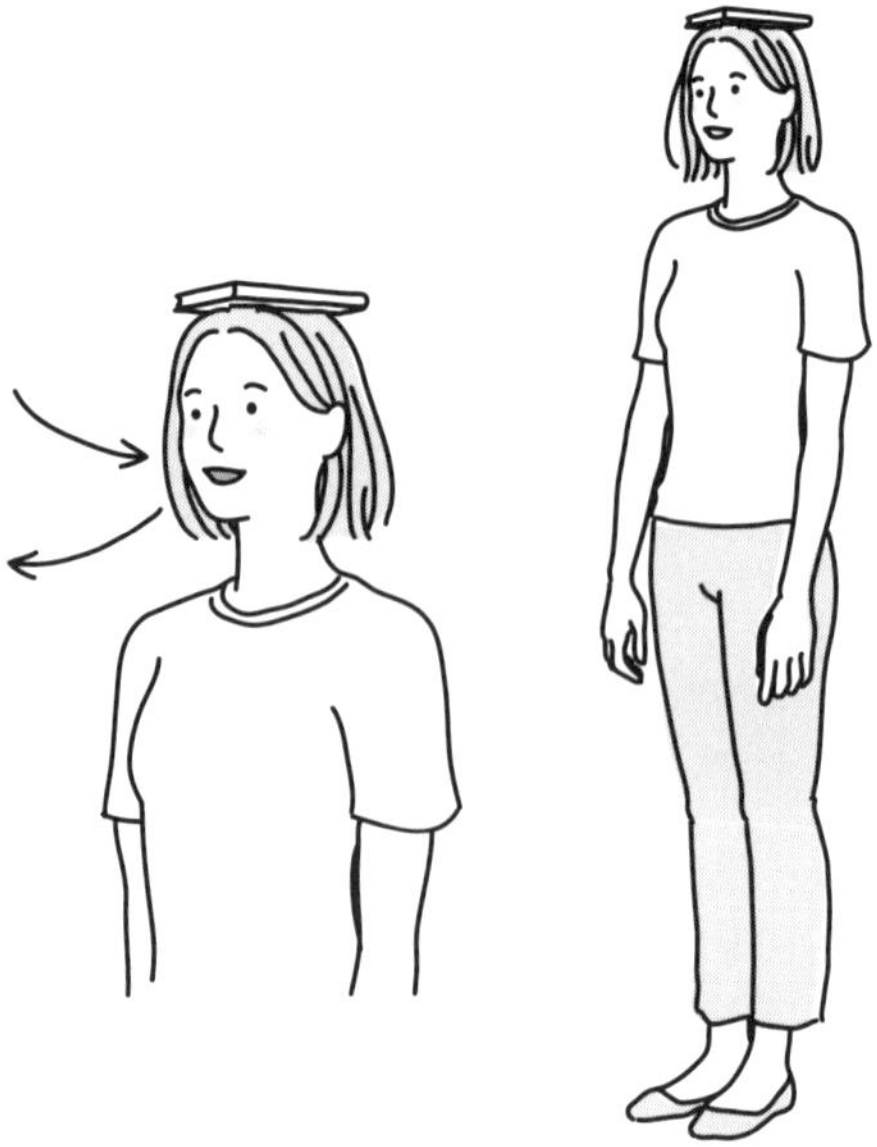

5 静かにその場歩きをしつつ回軸運動

小刻みにその場歩きを行う。慣れてきたら軸を中心にその場歩きをしながら左回りに90度、次に右回りに90度方向転換する。軸を磨き上げるイメージで行うこと。これがうまくできるようになってきたら、軸を磨くイメージで静かに歩く。

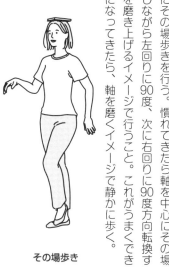

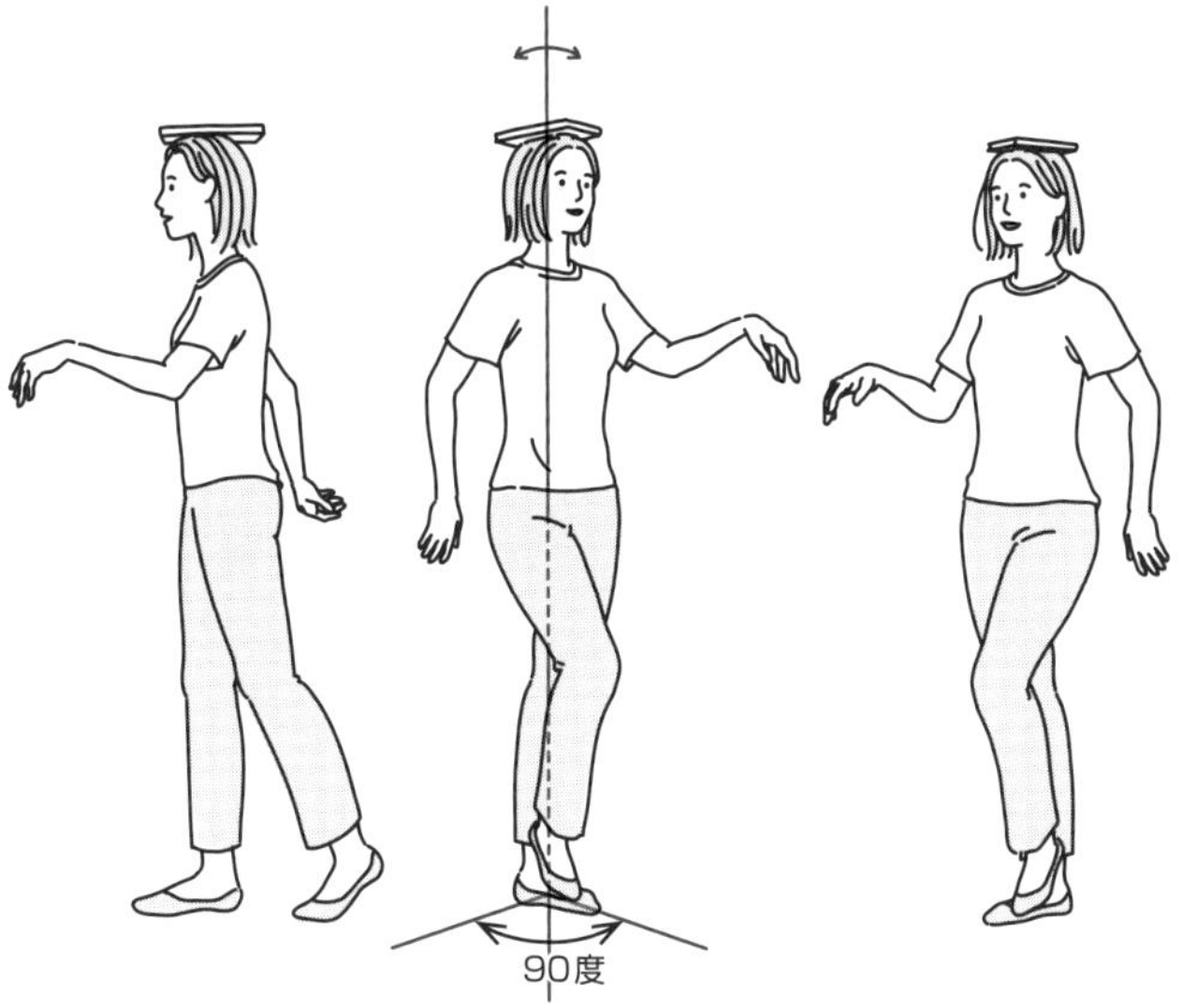

静かに歩く　　90度ずつ左右に方向転換　　その場歩き

6 本をゆっくり下ろす

本を右手でつかみ天芯から吊り下がるイメージで、まっすぐにゆっくり軸をなぞるように股前まで下ろしてくる。できるだけ両方の手を使いたいので、やるたびに本を持つ手を変えてみるのがよい。

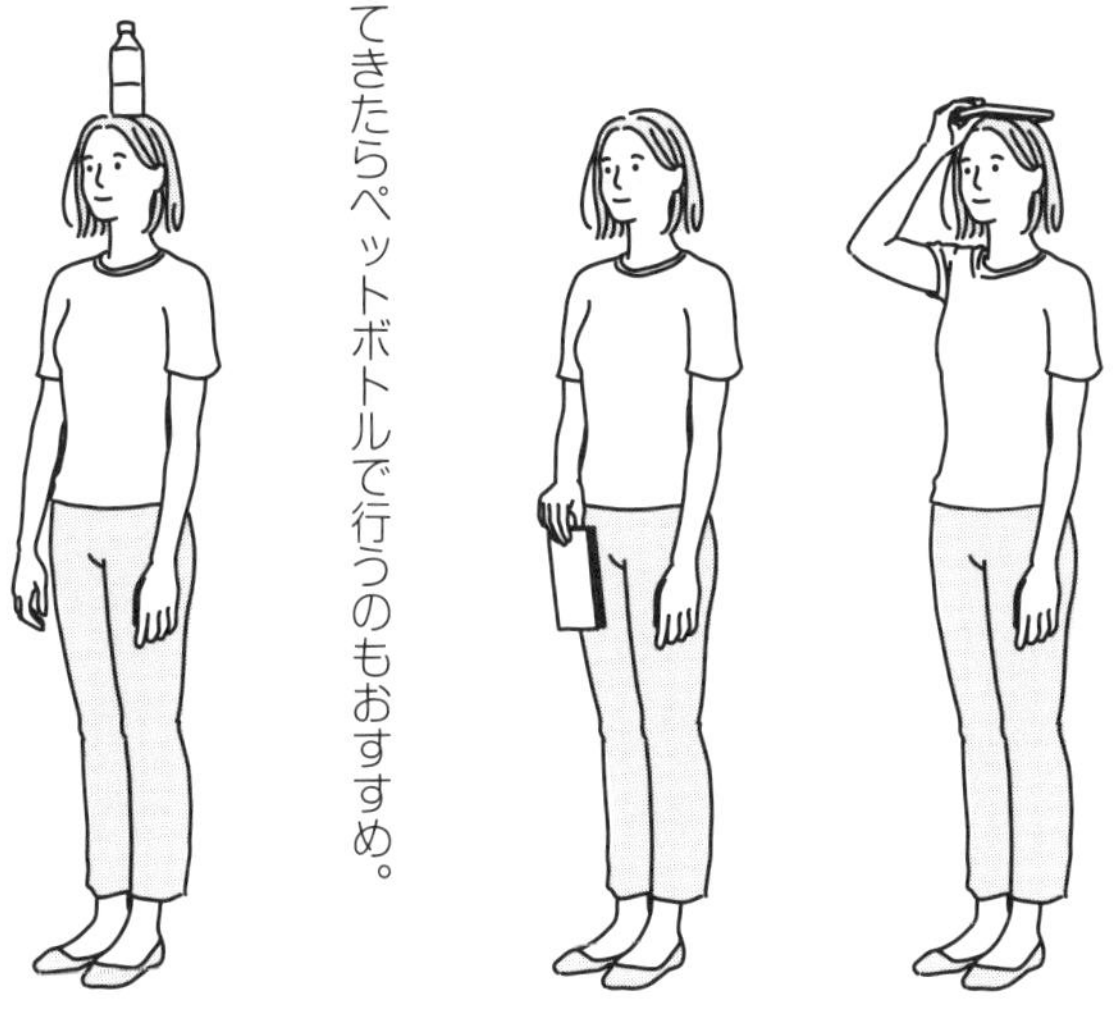

上達してきたらペットボトルで行うのもおすすめ。

頭上運搬で「センター（軸）」を習得した女性たち

頭の上に荷物を載せて運び移動することを「頭上運搬《ずじょううんぱん》」（※）と言い、日本では各地で古くから家事労働や行商を担う女性を中心に行われてきました。伊豆大島のあんこさんや京都の大原女《おおはらめ》、瀬戸内海沿岸のカベリ（魚行商）などが代表で、沖縄の女性の間では一般に広く行われていました。

世界的にみれば、インドや東南アジア、アフリカ、ポルトガルなどでは今でも見られるのですが、残念なことに日本では近年急速に消滅し、ほとんど見られなくなりました。

頭上運搬を行うには、頭上に載せた荷物の重心を的確に把握しなくてはならないので、「センター」と「ルースニング」が欠かせません。つまり、頭上運搬を行う女性たちは、日頃からそれとは気づかぬままに軸と緩解の正確かつ強力なトレーニングをしていたわけです。

熟練した女性は、何十キロもの重さのある水や荷物を頭上に載せて平然と歩いていましたから、いかにものすごい軸の鍛練をしていたかがおわかりでしょう。とはいえ、こうした超絶的ともいえる身体技法は、何十、何百世代にもわたる徹底した伝承によって可能となったことですから、頭上運搬を行ったことのない個人が、いきなり頭上に重い荷物を載せる試みは、たいへん危険です。

前項で紹介した頭載通軸法は、現代人が誰でも安全かつ効率的に取り組めるように開発した方法です。まずはこの頭載通軸法を楽しみながら行ってみてください。

注意点は、モノを載せて置くのは前から5対3、つまり軸が通る位置だということです。意識しないとついそれよりも前の方に置いてしまうので気をつけてください。ペットボトルを載せる場合は、本よりも置く位置が前方になりやすいので、より注意が必要です。

またトレーニングとして、モノを利用することはもちろん大切ですが、もっと大事なことは何もないところでも常に自分自身で地芯とセンターをイメージできるようになることです。そのことで立っても座っても歩いてもいつでもどこでも、自分で自分の脳を高度に開発し、脳身体機能が格段に改善される運動、行動ができるようになるのです。

※この頭上運搬について女性史学、民俗学、運動科学などの学際的観点から考察した好著『頭上運搬を追って　失われゆく身体技法』（光文社）が、運動科学総合研究所の特別研究員である三砂ちづるにより執筆された。本書と併せお読みいただくことで、スマホねこ背、パソコン腰痛を人類身体史という時空間の中で見直す機会となればうれしい。

頭上運搬で水汲みをする
伊豆大島のあんこさん

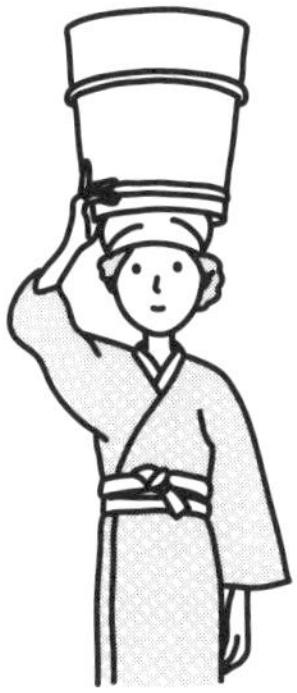

大量の果物を頭上に載せて
運ぶアフリカの女性

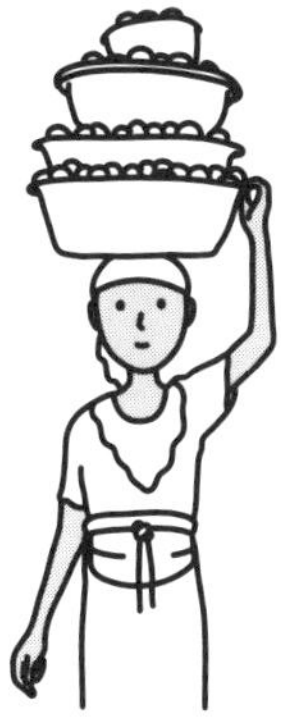

ゆるコラム
4

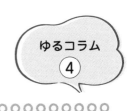

背骨ケア・姿勢改善により期待できる効果

ゆる体操で背骨をケアし、姿勢が改善されることにより、スマホねこ背とパソコン腰痛の悩みから解放されるだけでなく、その他にもさまざまな素晴らしい効果が期待できます。

そのなかでも特筆すべきなのが、日常の疲労やストレスが飛躍的に軽減されることです。正しい立ち方、座り方ができるようになると、身体に余計なストレスがかからないので、疲労が圧倒的に少なくて済みます。

また、ゆる体操が上達するにつれて、自覚している疲労はもちろんのこと、それまで自覚していなかった隠れた疲労もあぶり出し、解消できるようになります。特に脳の疲労は身体の疲労に比べて発見しづらいので、疲労が解消されて初めて、「自分の脳はこんなにも疲れていたのか」と気がついて、びっくりする人もいるほどです。

私は、生活習慣病や老化の原因のほとんどは、疲労によるものだと考えています。つまり、疲労が限度を超えることで、病気になるわけです。スマホねこ背やパソコン腰痛も首や背中や腰の疲労が一定以上にたまって、痛みや不快感をもたらすようになったものです。

逆にいえば、疲労がたまる前に解消できれば、ねこ背や腰痛にはならずに、重い病気にかかるリスクを減らすことも可能です。私は専門的観点から、日本人全員がこのゆる体操に理想的に取り組めば、病気・障害の全リスクの9割は減らせると考えているのです。

まずは、身体をゆるめて軸を通すことで正しい姿勢を取れるようになることを第一の目標にしましょう。そのためには、日頃からできる限り自分の身体を観察する習慣をつけることです。疲労やこりを見つけたら、ひどくなる前にゆる体操で解消してしまうのです。

逆に、スマホねこ背やパソコン腰痛になる人は、スマホやパソコンに夢中になり過ぎて、自分の身体に意識がまったく向いていません。むしろ、疲労やこり、痛みが出てきたら、これらを紛らわせるために貴重な情報である不快感をシャットアウトしてしまうのです。

このままでは、病気になって初めて身体の中に蓄積した膨大なストレスと疲労に気がつくという羽目になります。そうならないためにも普段から自分自身をモニタリングして、疲労やストレスを感じたらこまめにケアすることが何よりも大切です。

背骨ケア、姿勢改善によって期待できる効果は、疲労解消だけにとどまりません。胸郭が広がり、呼吸が深くなるので、肺への負担が軽減され、また、内臓への圧迫がなくなるので、胃や腸などの消化器官の働きも活性化します。

さらに自律神経のバランスが整い、副交感神経の働きが高まります。副交感神経が優位になると、身体の免疫機能の向上や、心拍数の安定と血圧の低下による心臓や全身の血管への負担の軽減、便秘の改善、睡眠の質の向上など、多くの利点があります。

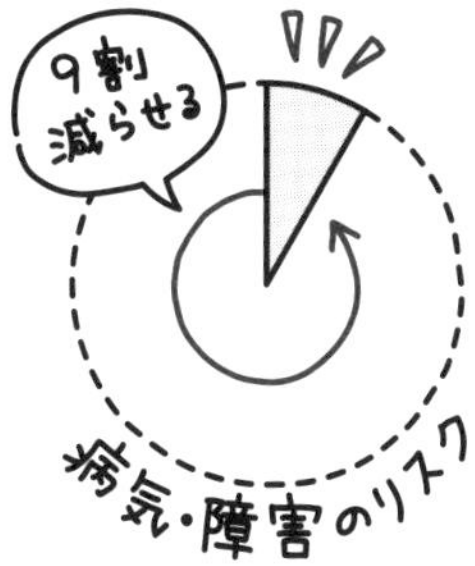

特に免疫力の向上は、がんや感染症に対する抵抗力を高め、がんの発生の予防ともなり、すでに発症した病気の回復を早めることにもつながります。私たちが健康を維持していくうえで、副交感神経の働きを高めることはきわめて重要です。

自律神経の働きを示す指標として、心拍変動（Heart Rate Variability：HRV）があります。最近では、スマートウォッチでも簡単に測れるようになりました。

健康的な心臓の拍動は一定ではなく常にゆらいでおり、このゆらぎを心拍変動というのですが、副交感神経の働きが高まると心拍変動も増加し、逆に副交感神経の働きが低下すると心拍変動も減少するという性質があります。この心拍変動の数値を自分の副交感神経の働きを測る目安にしてもいいでしょう（※）。

ただし、重要なことは、自分で自分の脳と身体の状態を正しく把握できるようになることです。「センター」と「ルースニング」は、そのための非常に役立つツールになるはずです。

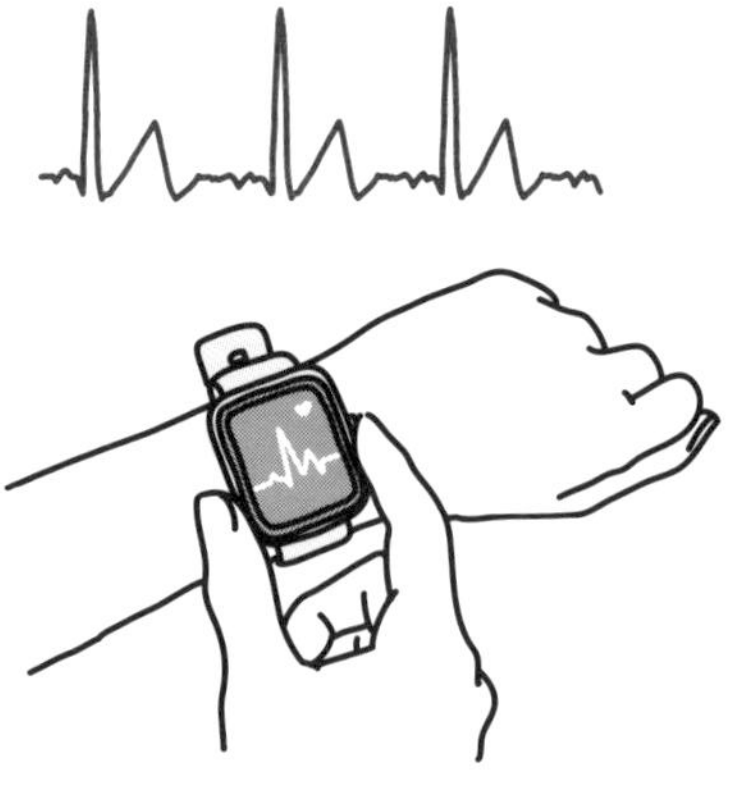

※心拍変動は、個人や状況によって大きく異なるため、他人との比較ではなく、自分自身の基準値との比較において活用することを推奨します。

第5章

スマホ・パソコン使用時の正しい姿勢のつくり方

スマホ使用時の正しい姿勢のつくり方

ねこ背や腰痛を改善し、未然に防ぐ、スマホ使用時の正しい姿勢のつくり方を紹介します。最も大事なポイントは、背骨の軸S字カーブ構造を保つことです。スマホの小さな文字や画像を見ようとするあまり、油断すると画面をのぞき込むように前かがみになってしまいます。しかし、その姿勢のまま長時間スマホを見続けると、首や肩、背中、腰への負担が強まり、ねこ背や腰痛、肩こりなどさまざまな不調につながる恐れがあります。

椅子などに座った状態でスマホを使う場合には、身体をゆるめて、美しいシルバーの地芯上空6000キロに座っている自分をイメージしてください。このあと紹介する「坐骨モゾ」（96ページ参照）をやりながら行うと、感じがつかみやすくなるでしょう。

地芯から立ち上がる美しいシルバーのセンターに身を任せて、天芯（軸の最下端の中心である地芯に対して最上端と想定できる天空の中心のこと）から天玉（軸の頭頂点）を吊られるように意識します。背筋がラクにスーと伸びるのが感じられますか。スマホを使うときは、この姿勢がベースとなります。

次に、スマホの上端がほぼあごの高さ、首を前傾せずにスマホ画面が見えるくらいの位置に来るまでスマホの持ち手を上げます。このスマホの高さを「スマホ高度」といいます。このときスマホが天芯から吊られるようにイメージすると、肩の力が抜けやすくなります。

このスマホ高度で肩の三角筋《さんかくきん》が疲れてしまうという人は、私がスマホ高度をキープするときに支えに利用している「スマホスポット」という肋骨7〜8番の前面の部分（図11）に、脇を締める感じで肘関節を置いて支えにすると、かなりラクにスマホ高度をキープできます。

この姿勢を「肋骨支え」（図12）といいます。

【図 11】スマホスポットの位置

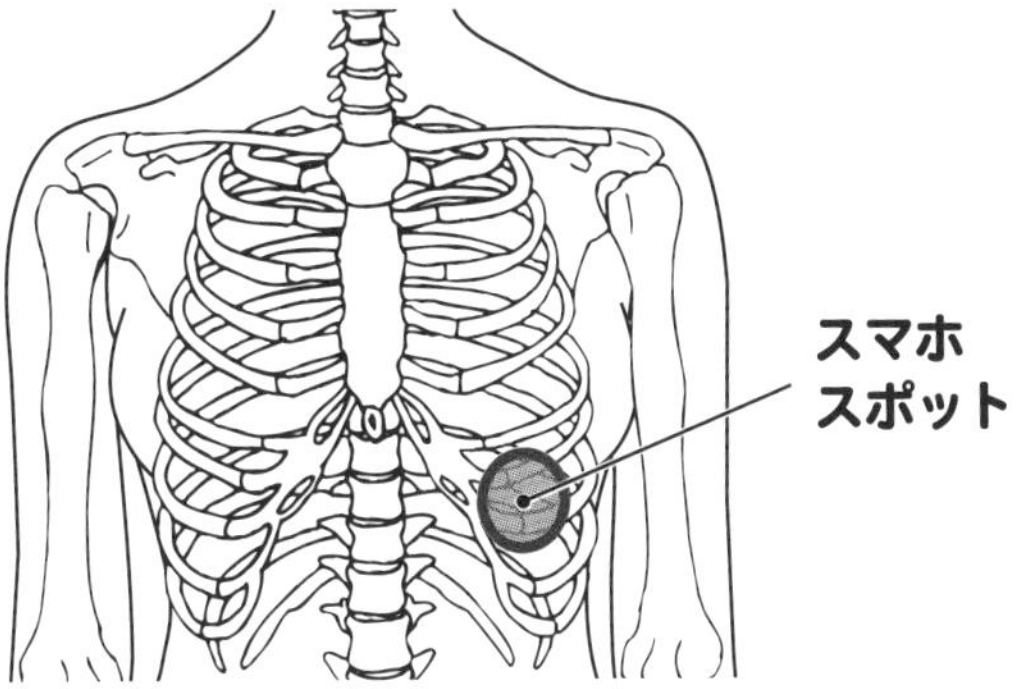

【図 12】スマホ使用時の正しい姿勢（肋骨支え）

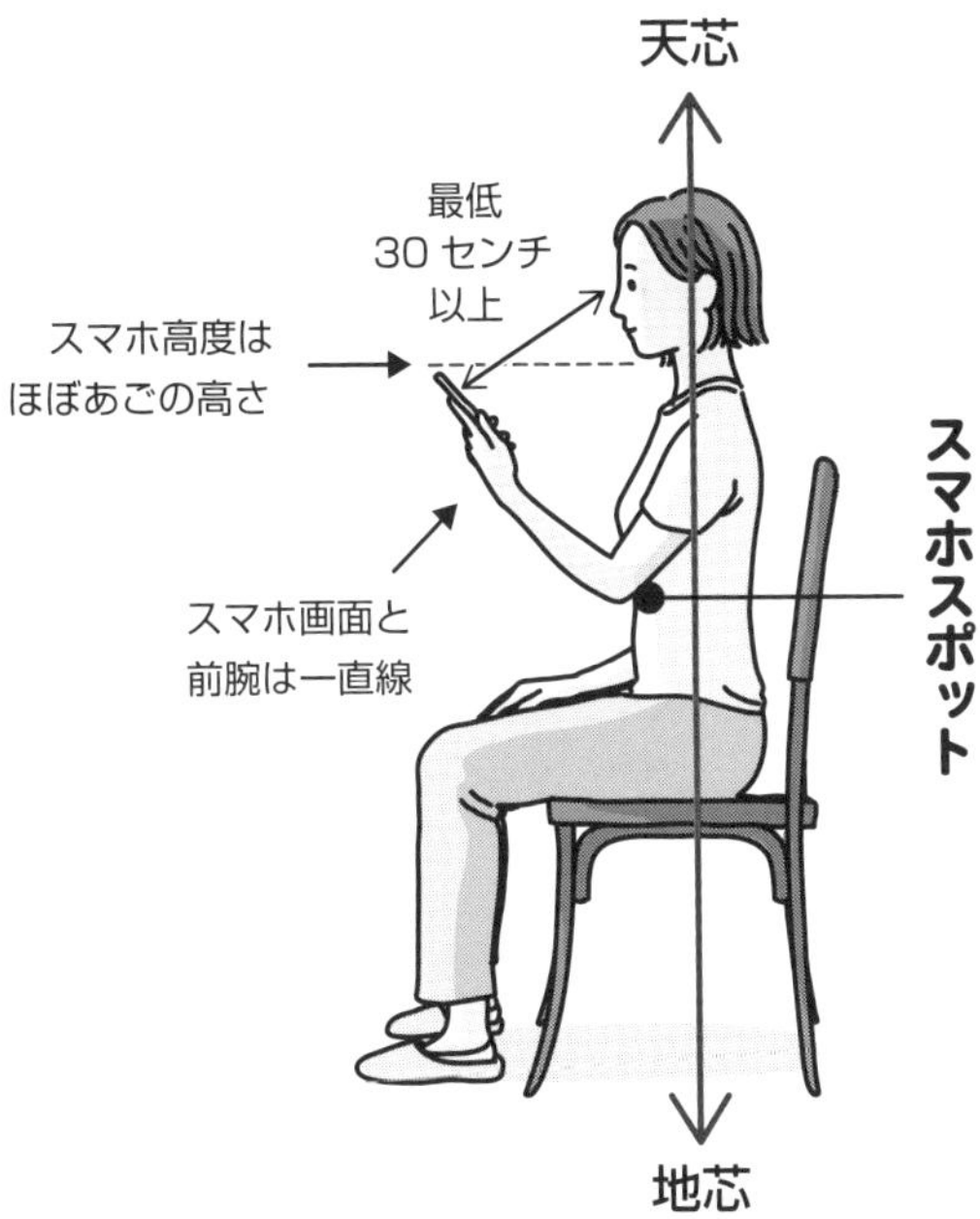

このときスマホの左下角を（図13）のように左手の親指付け根のふくらみより上方（「スマホポイント」という）に置き、手首関節はほぼ直線状に伸ばし、スマホ画面と前腕が一直線になるようにするのがコツです。

さらにスマホを持っていない右の手のひらをスマホスポットに置き、その手の甲の上に左の上腕下部を置いて手の甲を支えにすると、もっとラクに持つことができます。この姿勢を「手ばさみ」（図14）といいます。「肋骨支え」のスマホ高度よりも自然とスマホの高さが4～5センチ上がり、視線も水平に近づくため、首の前傾度がより少なくて済みます。

画面操作中と非操作時とで、この2種の肋骨支えと手ばさみをスピーディーにチェンジするスキルをものにし、そのうえでスマホの持ち手・操作手を左右交替しながら身体をゆるめ、ときほぐせるようになるのが、私たちが目指すスマホ使用時の正しい姿勢です。

スマホと目の間の距離は最低でも30センチ以上は取ってください。距離が近過ぎると寄り目になり、その状態が続けば急性内斜視や複視を発症する恐れがあります。スマホ画面の中心と自分の眉間をまっすぐに正対させると、目にかかる負担を抑えることができます。

スマホを連続して使う場合は、20～30分に一度は休憩して、遠くを見るなどして目を休ませてください。5分に1回数秒ほど揺動《ようどう》緩解《かんかい》運動《うんどう》（17ページ参照）でこまめに身体をほぐすことも大切です。なお、たとえ正しい姿勢でスマホを見たとしても、長時間のスマホ使用は身体に悪影響を及ぼす恐れがあるので、ムダな使用は減らすことが大切です。

【図 13】スマホの持ち方

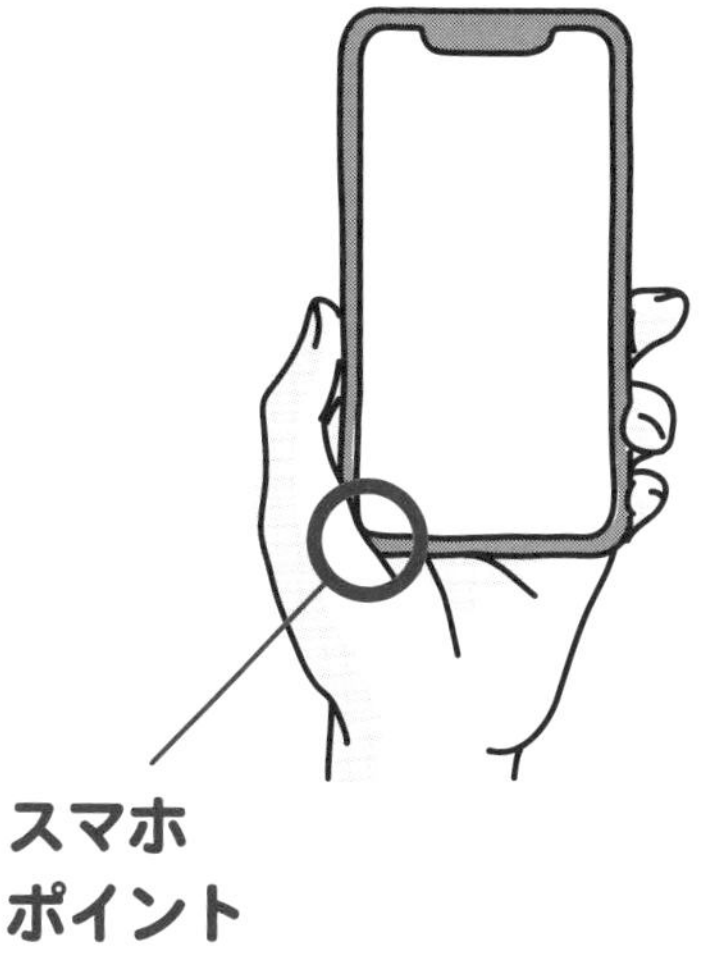
スマホ
ポイント

【図 14】スマホ使用時の正しい姿勢（手ばさみ）

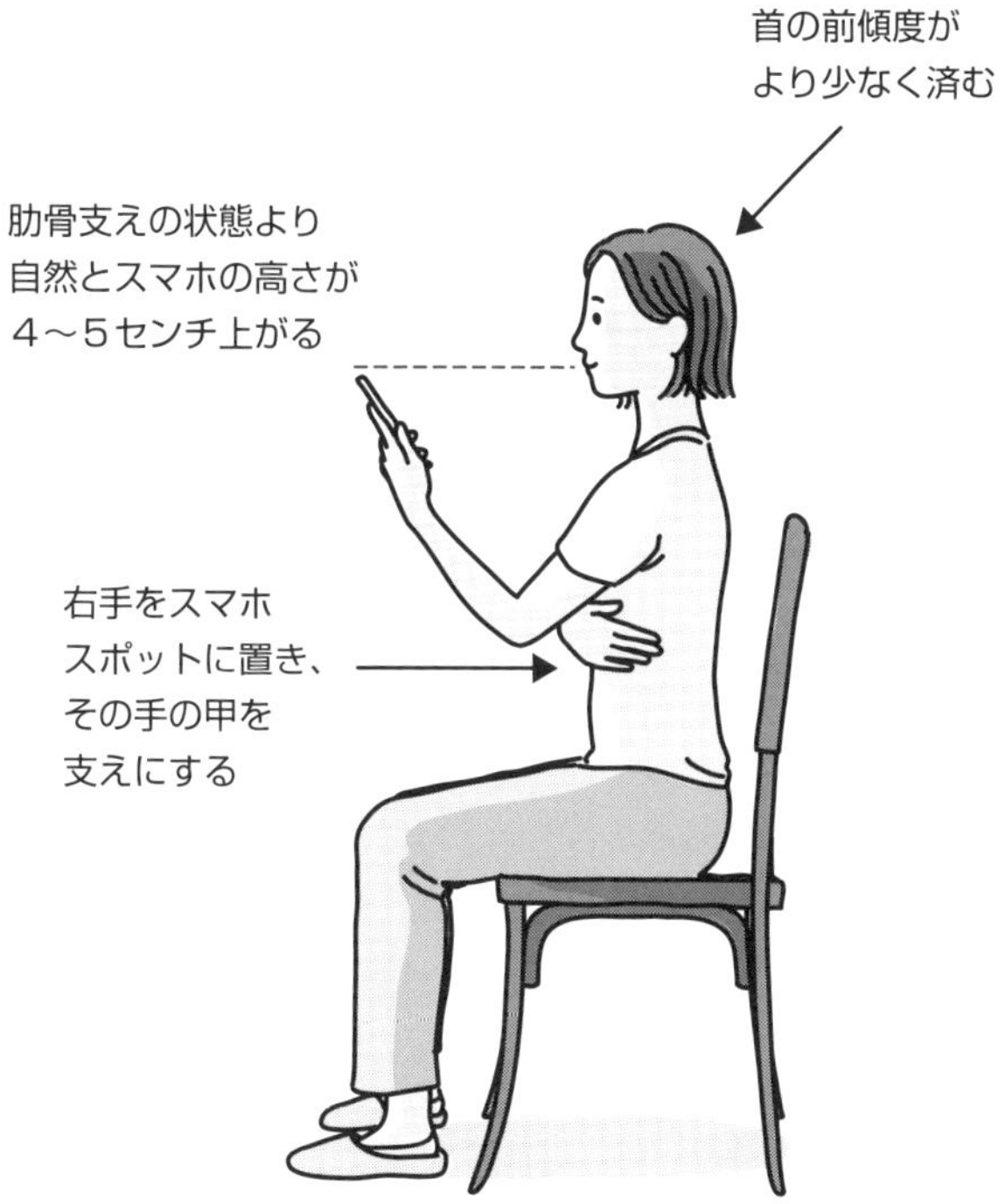
首の前傾度が
より少なく済む
肋骨支えの状態より
自然とスマホの高さが
4～5センチ上がる
右手をスマホ
スポットに置き、
その手の甲を
支えにする

パソコン使用時の正しい姿勢のつくり方

次に、パソコン使用時の正しい姿勢（図15）のつくり方を紹介します。

まず第一のポイントは、スマホ使用時と同様で、背骨の軸S字カーブ構造をキープすることです。デスクワークで首や背中や腰の疲労やこりを避けるには、これが必要不可欠です。

椅子には坐骨を立てて座ります（94ページ参照）。「坐骨モゾ」（96ページ参照）をしながら美しいシルバーの地芯上空6000キロに座り、センターが立ち上がるのを感じます。

パソコンの画面は、目線が水平よりもやや低めの位置に来るようにします。ノートパソコンの場合には、画面の位置が低過ぎると首や背中への負担が増します。画面の位置が低いと感じる人は、ノートパソコンスタンドなどを使用して、高さを調整するのもいいでしょう。

パソコン画面と目の間の距離は、最低でも40センチ以上は取ってください。目の疲れを軽減させるためには50センチ以上取るのがおすすめです。パソコン画面と自分の身体の中心をお互いにまっすぐ揃えると、身体を無駄にひねることがなくなるので負担も軽減します。

椅子選びも大切です。坐骨で立つためには、柔らかいものよりもやや硬めの座面の方が望ましいでしょう。高さが調整できる場合には、横から見たときに体幹と太ももがつくる角度と、膝の角度がほぼ直角か、やや鈍角になるように調整します。足は足裏全体がフラットに床に着くようにしてください。

背もたれはしっかりとした固めのもので首にちょうどよく当たるものであれば、「背もたれ首モゾ」(62ページ参照)で脳疲労を取るのに適しているので、デスクワークには最適です。30分に30秒か1時間に1分か、どちらかのペースで必ずこの黄金の体操「背もたれ首モゾ」を行う習慣をつけるとよいでしょう。これに「坐骨モゾ」か「腰モゾ」(111ページ参照)を加えると、さらに全身的に疲労が取れ、より高いリフレッシュ効果が得られます。

デスクは、肘の角度を90度以上取れる高さのものがいいでしょう。キーボード操作のときに腕や肩がリラックスできることが大事なポイントです。椅子に肘掛けがあると作業時に腕がよりラクになります。

長時間パソコン作業を行う場合には、さらにこまめに前述の3種類の体操を行って、脳から全身の血流をよくし、身体の疲労や緊張をやわらげることも心がけてください。

【図 15】パソコン使用時の正しい姿勢

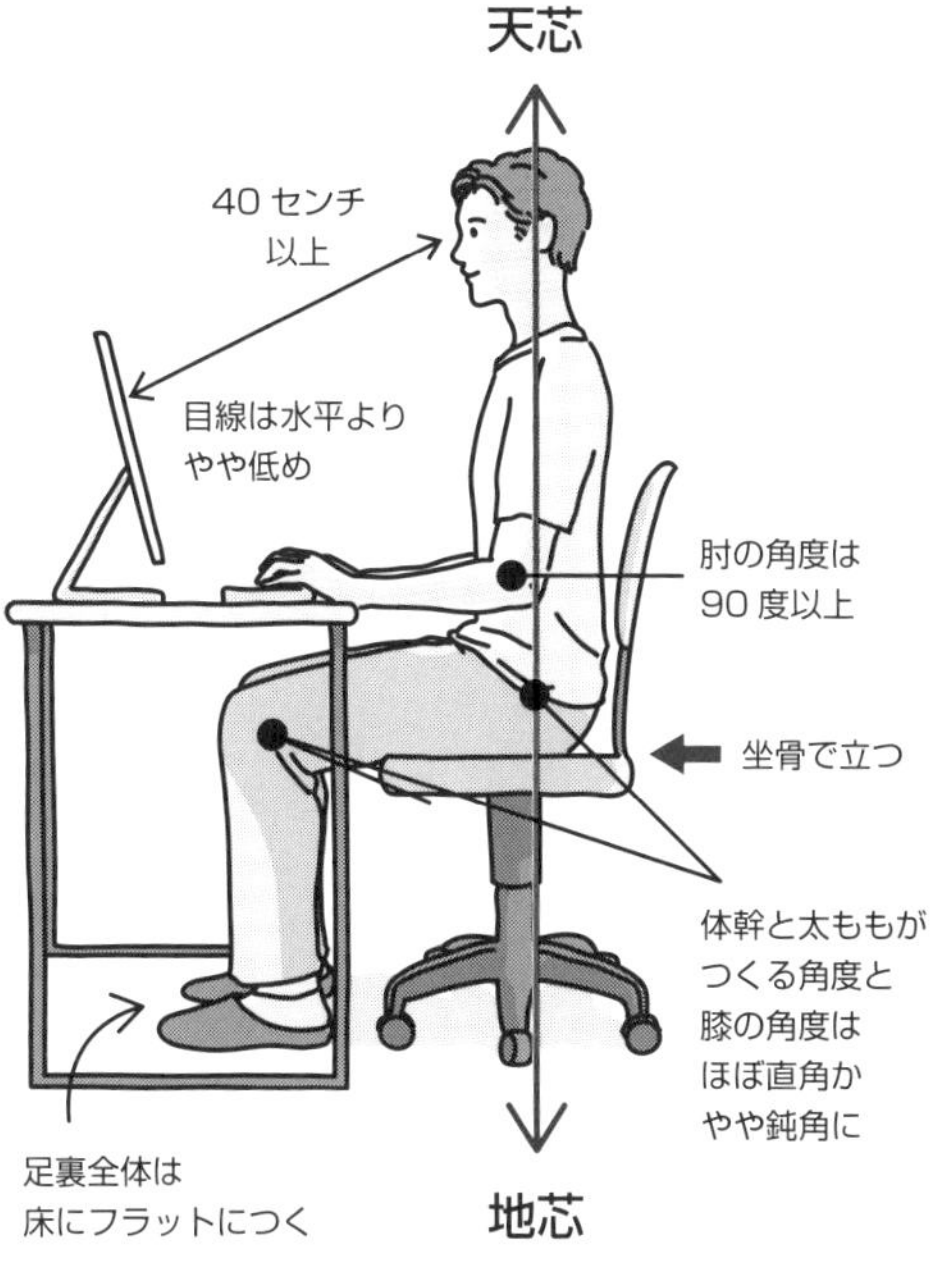

スマホ・パソコンを使っているときも意識的に身体をゆるめる、定期的に立ち上がる

スマホ・パソコン使用時に正しい姿勢を取れるようになったうえで、ほんの少しの工夫でスマホねこ背とパソコン腰痛を未然に防ぐ効果がさらに高まる4つのアイデアを紹介します。

①使用時間を可視化する　［スマホ］

スマホは人を惹きつけるように徹底的に工夫、設計されています。多くの人がスマホの画面に長時間、釘づけになって依存状態になりやすいのは、このような背景があるからです。

スマホと適切な距離を取るために役立つのが、スマホの使用時間を可視化する機能（※）です。自分がどのくらいの時間を、アプリやウェブサイトに費やしているかが一目で把握できます。スマホの使用時間を正確に把握することが、スマホを賢く使う第一歩です。

②30分に一度、椅子から立ち上がる　［スマホ・パソコン］

定期的に休憩を入れ、身体を動かすことが大切です。30分に一度、椅子から立ち上がってその場歩きをするなどして身体を動かせば、ふくらはぎの筋肉ポンプ作用で下半身に滞った血流を改善し、疲労を軽減すると同時に、座り過ぎによる死亡リスクを抑えることができます。ただし、外出時の歩きスマホはたいへん危険なので絶対にやめましょう。

③自分の身体に意識を向ける 【スマホ・パソコン】

スマホやパソコンの画面だけでなく、自分の身体にも適宜意識を向けてください。「坐骨モゾ」（96ページ参照）を行い、坐骨で立った状態で身体をゆるめ、背骨の軸S字カーブをキープすることで全身の疲労を最小限に抑え、ねこ背と腰痛から身を守る効果が期待できます。

④疲労を感じたらゆる体操をこまめに行う 【スマホ・パソコン】

目や脳、腕、肩、腰、背中などの疲労を感じたらそれぞれの身体の部位に適したゆる体操を行ってください。疲労がたまる前に行う習慣ができれば、一日を疲れ知らずで過ごせるようになります。姿勢もよくなり、スマホねこ背とパソコン腰痛を未然に防ぐことができます。

※iPhoneには「スクリーンタイム」、Androidには「Digital Wellbeing」という機能がある。

30分に一度、椅子から立ち上がる

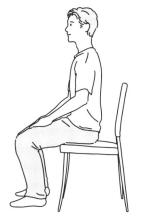

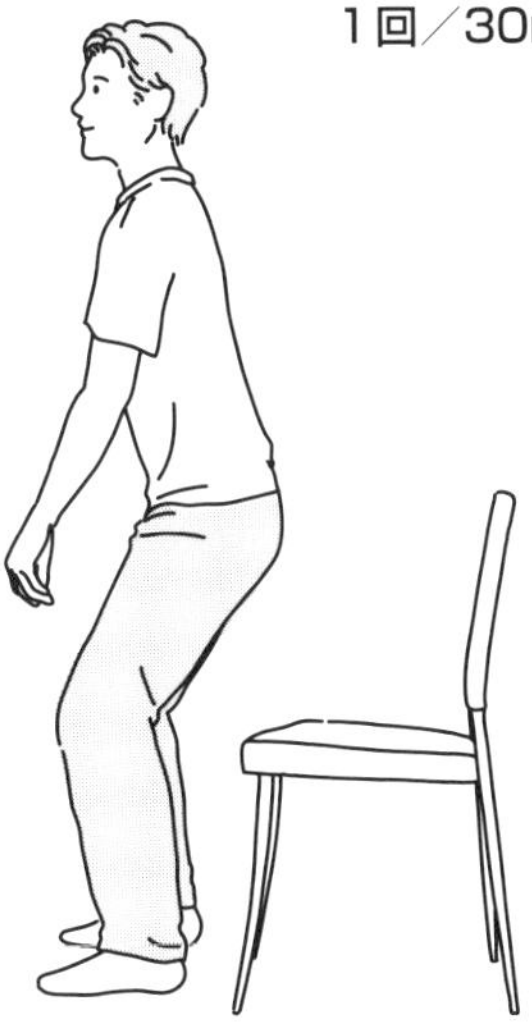

正しく座る秘訣は「坐骨で立つ」こと!

ここまでスマホ・パソコン使用時の正しい姿勢と、ねこ背と腰痛を未然に防ぐ工夫やアイデアを紹介してきましたが、正しく座るための最も大事な秘訣を一つ挙げるとすれば、「坐骨で立つ」ということに尽きます。

「坐骨で立つ」という表現は私の造語なので、あまり聞き慣れないかもしれませんが、人が正しく座るには、坐骨で立つことが必要不可欠です。人間の身体は、座るときに坐骨の2点で支えるようにできているというのが、その大きな理由です。

坐骨は、椅子の座面に接する部分の骨で、腸骨《ちょうこつ》と恥骨《ちこつ》と癒合《ゆごう》して寛骨《かんこつ》を構成しています。左右一対の寛骨と仙骨・尾骨で構成されたのが骨盤です。

脛骨の真下の「ウナ」には距骨《きょこつ》があり、立っているときにはこの距骨が使われますが、一方、座っているときには坐骨が使われます。距骨と坐骨には、このような構造・機能的な対応関係があるので、私は座るときにもあえて「坐骨で立つ」という表現を使っています。

96ページから紹介する「坐骨モゾ」を行うと、坐骨に対する意識が高まり、立位時にはウナで立ち、座位時には坐骨で立てるようになります。坐骨で立てるようになると、それと連動するように仙骨が立ち、脊椎全体が立ち上がり、美しいシルバーのセンターがラクに気持ちよく立ち上がるようになります。

　また、坐骨で立つと内臓が引き上がります。ねこ背の姿勢や椅子の背もたれに大きく寄りかかってお尻が前にずり出るような座り方では、内臓が下がってきて骨盤底を圧迫します。骨盤底が圧迫された結果、骨盤底筋《こつばんていきん》の劣化、周辺の血流や代謝の低下、痔や便秘、尿・便失禁、過活動膀胱、さまざまな胃腸系や生殖器系の障害を引き起こしたり、男性の場合は前立腺肥大症につながる恐れもあるので、注意が必要です。

坐骨で立つ

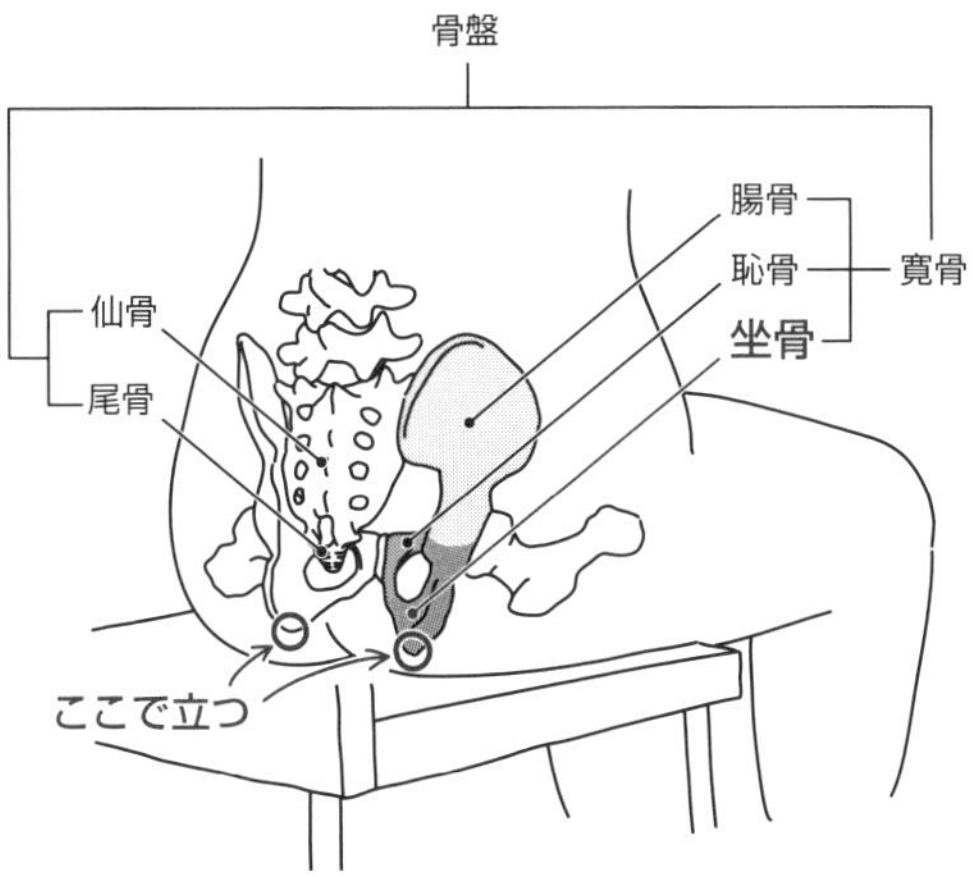

　坐骨で立てたときには、内臓や筋肉や骨格がしかるべき位置に収まり、本当に快適な気分を味わえます。一度その快適さを味わえば、身体は自然と坐骨で立つことを求めるようになりますが、これを習慣化するにはやはり日々の少しの努力を加えることも必要です。

　そして、坐骨モゾが習慣になり、晴れて坐骨で常に立てるようになればしめたもの。気がつけば、ねこ背や腰痛から完全に自由になっているはずです。

坐骨で立てるようになる「坐骨モゾ」

正しく座るために必要不可欠な「坐骨で立つ」テクニックを、簡単な方法でトレーニングできるゆる体操「坐骨モゾ」を紹介します。

これは、古来よりヨガや禅、武術など、座った状態で能力を開発する技法の中で追い求められてきた〝理想の座り方〟を、普通の人でもやさしく習得できるようにしたものです。

人間の身体は、そもそも長時間同じ姿勢で座るようにはできていません。坐骨モゾで身体をゆるめ、ときほぐせば、美しいシルバーのセンターがラクに気持ちよく立ち上がり、その都度、首や背中、腰の疲労が解消され、ねこ背や腰痛を改善したり未然に防ぐ効果が期待できます。

自然と呼吸が深くラクになるため、集中力と持久力が高まり、デスクワークの生産性が飛躍的に高まります。熟練するにつれて、誤った姿勢による腰や背中の疲れをほとんど感じることなく仕事を進められるようになるでしょう。慣れてくれば、移動中の電車の中やカフェの中、映画や舞台などの鑑賞中でも、外からはわからない程度のわずかな動きで行えます。

なお、自宅で行う場合には、椅子の座面は坐骨が埋もれない程度の硬めの材質が理想的です。立った状態で環境センター法（37ページ参照）を行ってから坐骨モゾを行うと、さらに効果が高まります。この座り方をマスターすれば、間違った座り方から生じる疲労やこりから解放され、背骨を守ることができます。ぜひ磨き上げて自分のモノにしてください。

① 地芯上空6000キロに座る

まずは立った状態で環境センター法を行う。次に、「美しいシルバーの地芯上空6000キロにさりげなく座るイメージで坐骨で立つ……」とつぶやきながら、椅子座面の前半部に浅く腰かける。両腕はダラーと脱力し、身体の脇に垂らす。両足は軽く開く。

② お尻を左右に動かし坐骨を探す

「モゾモゾ」とつぶやきながら、お尻を左右に動かし、坐骨を探索する。左右2つの坐骨が見つかり坐骨の形がわかるまで、何度かくり返す。

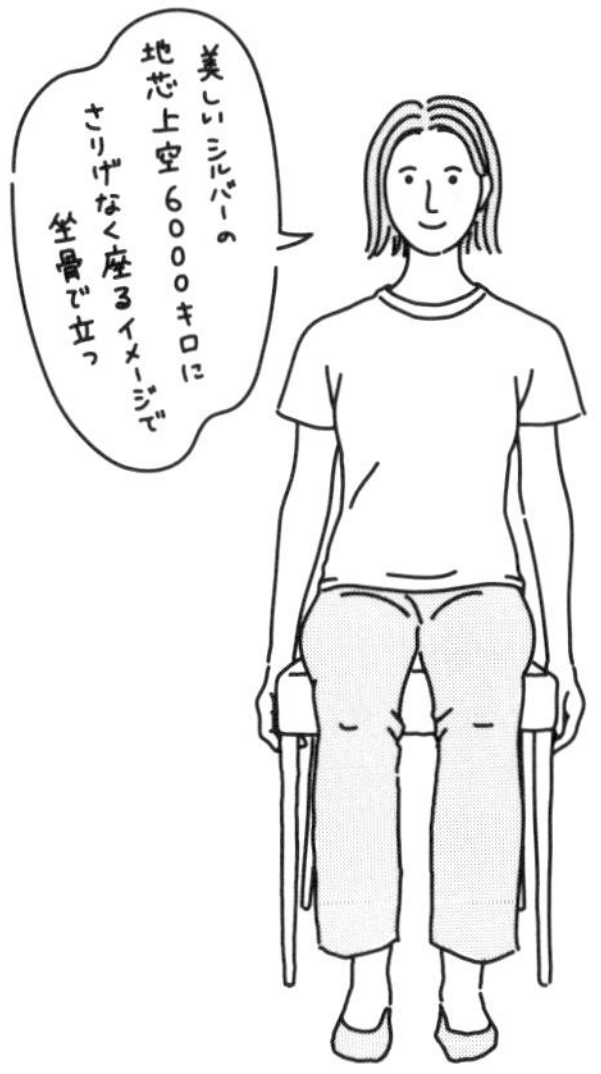

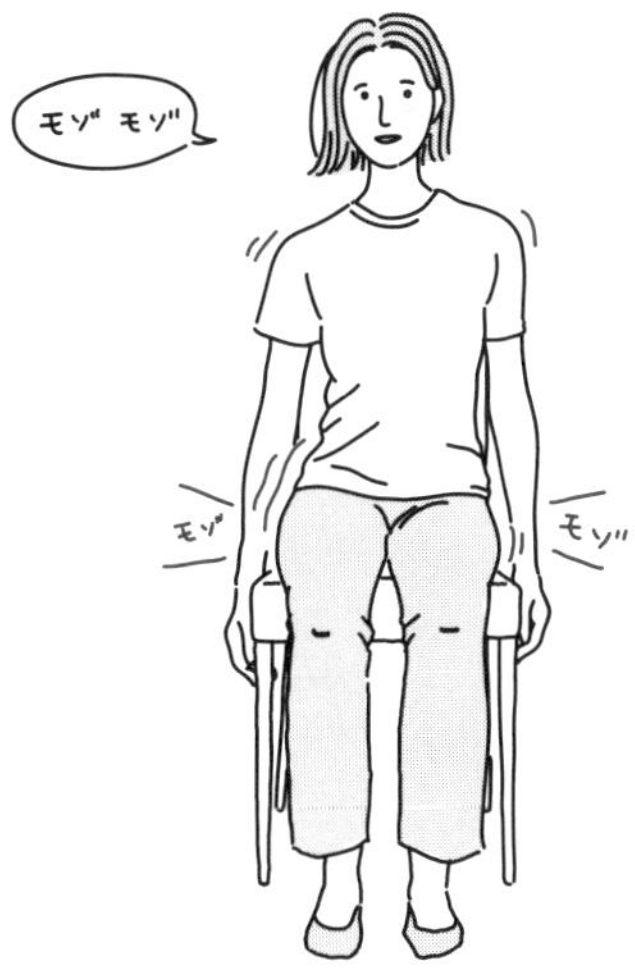

③　**坐骨を前後に動かし感覚を強める**

坐骨がハッキリと感じられたら、坐骨の感覚がさらにハッキリクッキリするように坐骨を前後にスス－と動かす。その際、２本のシルバーのレールの上を坐骨が行ったり来たり滑るイメージで行う。それを何度かくり返す。

④　**ふたたび坐骨を左右に動かす**

ふたたび坐骨をモゾモゾと左右に動かす。２つの坐骨を左右交互に計20回ほどステップを踏むように動かす。背骨をゆるめほぐしながら背骨を1個ずつ積み上げていくイメージでやるのがポイント。美しいシルバーのセンターがラクに気持ちよく立ち上がるのを感じる。

解説　坐骨で立てている状態とは

坐骨モゾを行い、体幹がラクに気持ちよくまっ

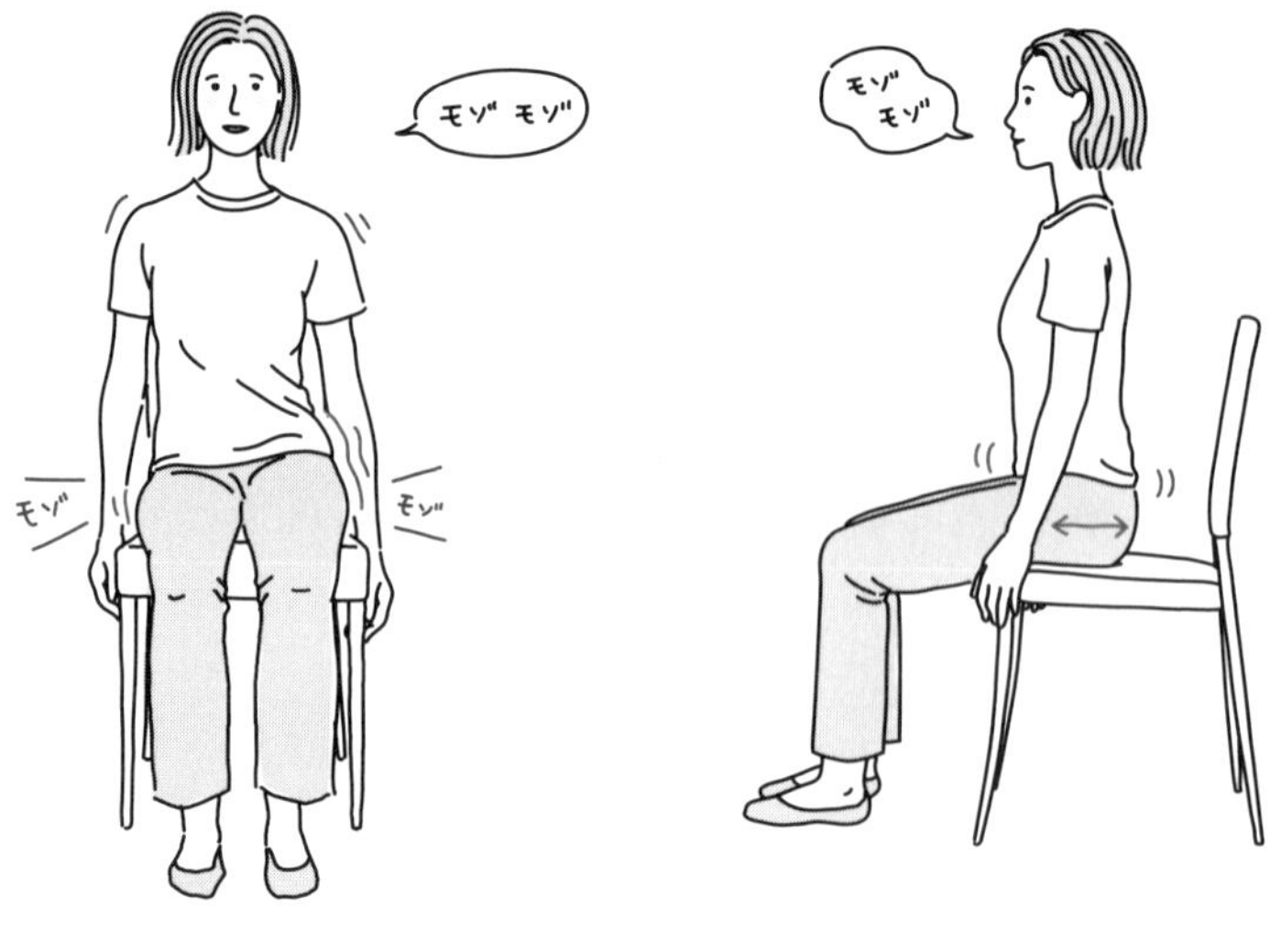

すぐに立てていると感じられたらうまくいった証拠です。これが坐骨で立てている状態です。

坐骨モゾを行うと、左右の坐骨にバランスよく体重が乗り、腸骨が理想的なポジションに収まるようになります。その結果、仙骨が立ち、軸が通るという仕組みが身体にはあるのです。

背骨を一つずつゆるめ積み上げるように意識することで、重みが自然に乗る感覚を持つことができ、力まずに行えるようになります。

正しい座り方ができるようになると、脳の状態が改善されるので、快適で、気分よく過ごせます。理想的なのは、椅子に座ったら勝手に美しいシルバーのセンターが立ち上がってしまう状態です。ねこ背や腰痛とは一生無縁でいられるようになるでしょう。

次のページからは、正座の状態でも坐骨で立てるようになる「正《せい》座《ざ》通軸《つうじく》法《ほう》」を紹介します。

坐骨で立つと軸が通る

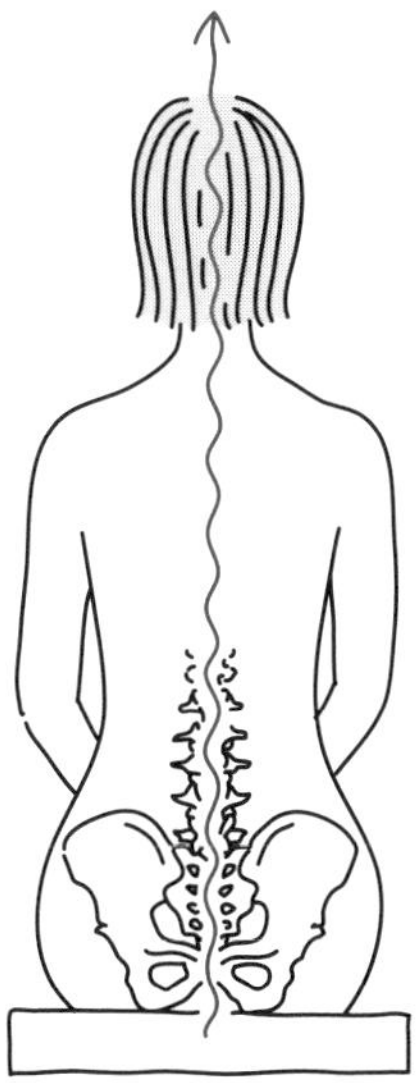

「高岡式1分正座通軸法」で正しい姿勢を身につけよう！

高岡式1分正座通軸法で軸S字カーブができる

正座の状態で坐骨で立つ方法を紹介します。この高岡式1分正座通軸法を行うと、骨盤がニュートラルに立ち、背骨まわりの筋肉がゆるむので、自然と軸が立ち上がるようになります。

軸を中心に背骨が均等に整うことで軸S字カーブがラクにつくれるようになります。昔は正座の習慣があったので、正しい姿勢が自然に取れ、立っても軸S字カーブが崩れなかったのです。

正しく毎日行えば、1分間の正座で軸が屹立し、自律神経のバランスが整い、心の安定と集中力が増すなどの効果が期待できます。

逆に長時間やると脚の血流が悪くなる恐れがあるので、1回につき1～2分がおすすめです。

○股関節や膝、足首などに障害や痛みのある方は、決して無理して行わないでください。代わりに椅子座位での坐骨モゾをおすすめします。

導入　ウォーミングアップ

壁腰モゾ、環境センター法、背骨スリ、第6章で紹介する足スリ、足首クロスをやっておくとスムーズに行える。足使い3法からフィットする1法を選び、適切な敷物を用意する。

【1分】

【足使い3法】

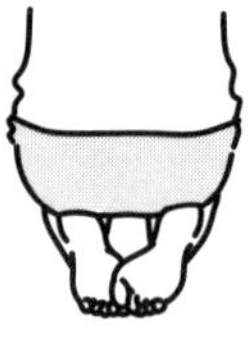

親叉法《しんさほう》

親指同士を交叉し重ね合わせる。板間・畳や薄いマットなどの上で。

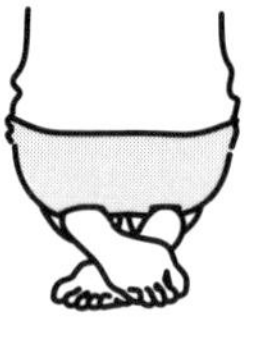

足叉法《そくさほう》

足の甲同士を交叉するように重ね合わせる。座布団・厚めのマットを敷く。

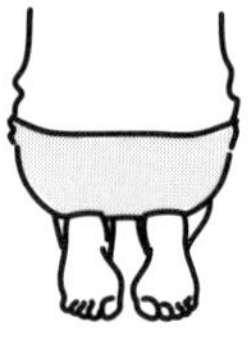

並足法《へいそくほう》

両足を目一杯伸ばして平行に並べる。座布団・厚めのマットを敷く。

1 地芯に乗り、天芯に吊られて座る

ゆっくりと地芯に乗るように天芯に吊られるイメージで座りながら、足使い3法のいずれかで座位を取る。膝が弱い方は手を膝、低めの台や床に着いて支えるなどして無理なく座るようにする。

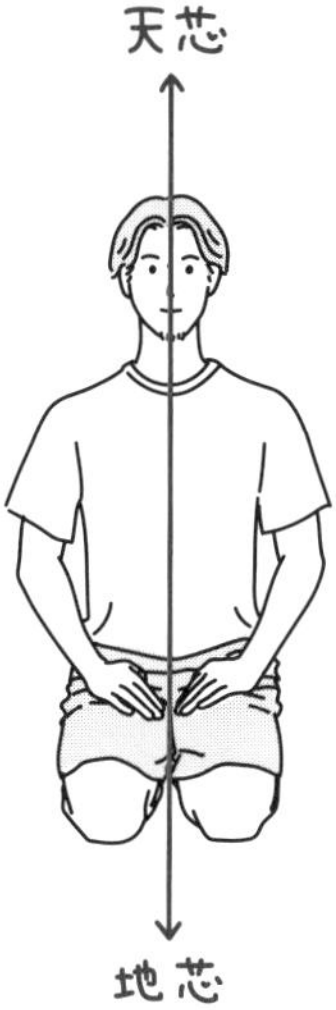
天芯
地芯

2 軸を中心に気持ちよく息をする

美しいシルバーの地芯上空6000キロに気持ちよく快適に座り、全方向均等軸呼吸（106ページ参照）で気持ちよくゆったりと息を吸い、息を吐くことを5～10回、時間にして1～2分くり返す。

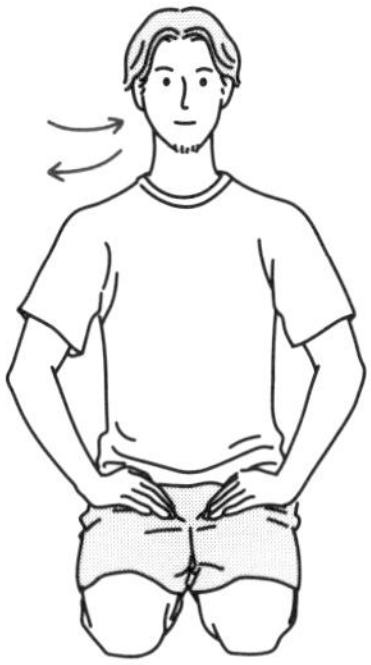

3 地芯に乗り、天芯に吊られて立ち上がる

呼吸を終え、ゆっくりと地芯を片方の足で押すようにイメージして片膝を立てる。膝に手をついて補助にしながら、無理のないように天芯に吊られるイメージで立ち上がる。

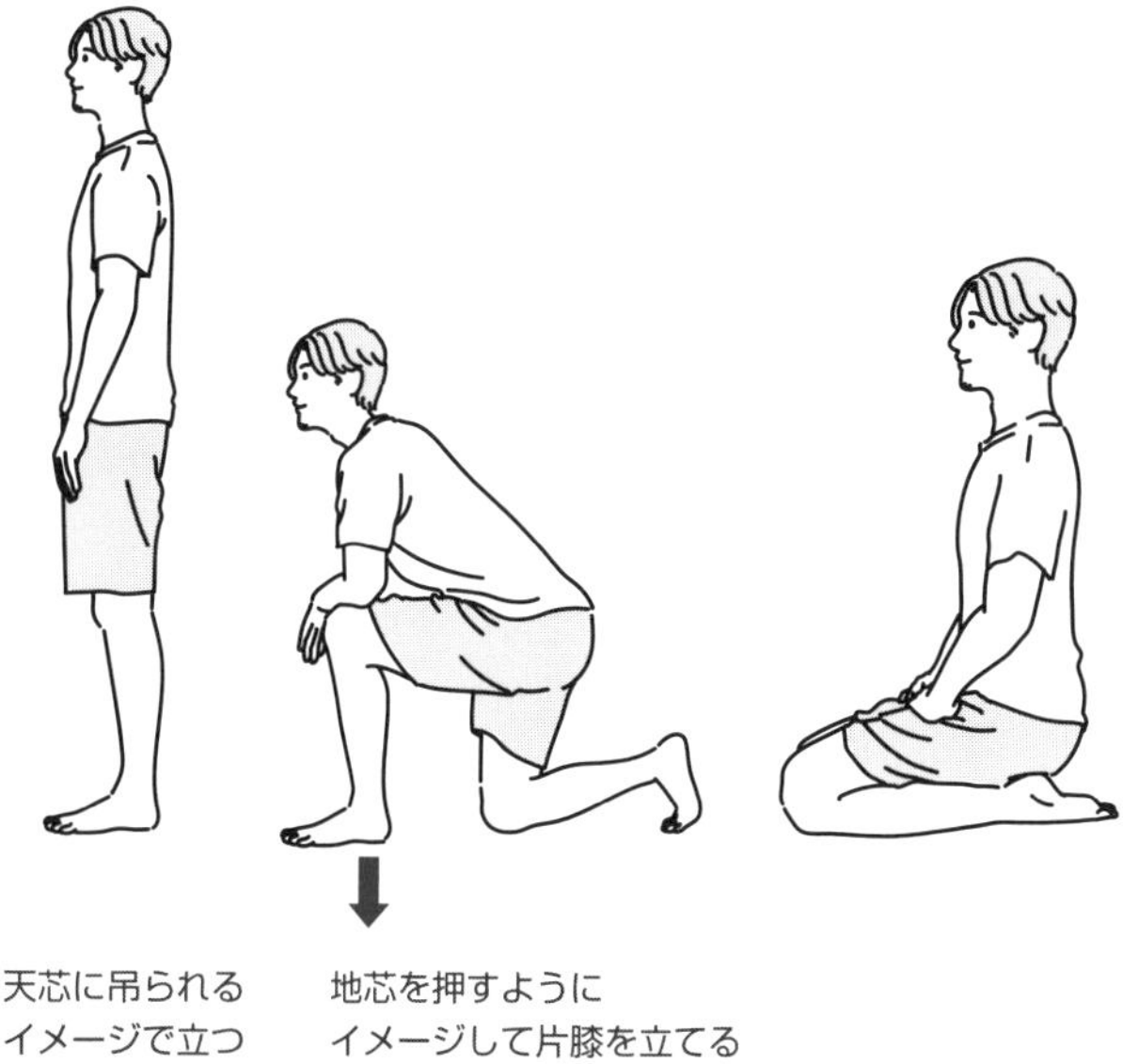
天芯に吊られる
イメージで立つ
地芯を押すように
イメージして片膝を立てる

「高岡式1分正座通軸法」をさらに楽しむ4つの方法

高岡式1分正座通軸法を習慣にするとラクに正しく軸が通り、背骨にかかる負担が減るので、ねこ背と腰痛の改善が期待できます。次にこれをさらに楽しむための4つの方法を紹介します。

①一面手を合わせて正中面をつくる

正座位で左右の一面手を身体の正中面（身体の中心を通る左右を半分に分ける面）にピタッと合わせます。自分の身体の中央を真っ二つに割るようなイメージで両手を交互に上下に動かし面をクッキリさせると軸が強化されます。

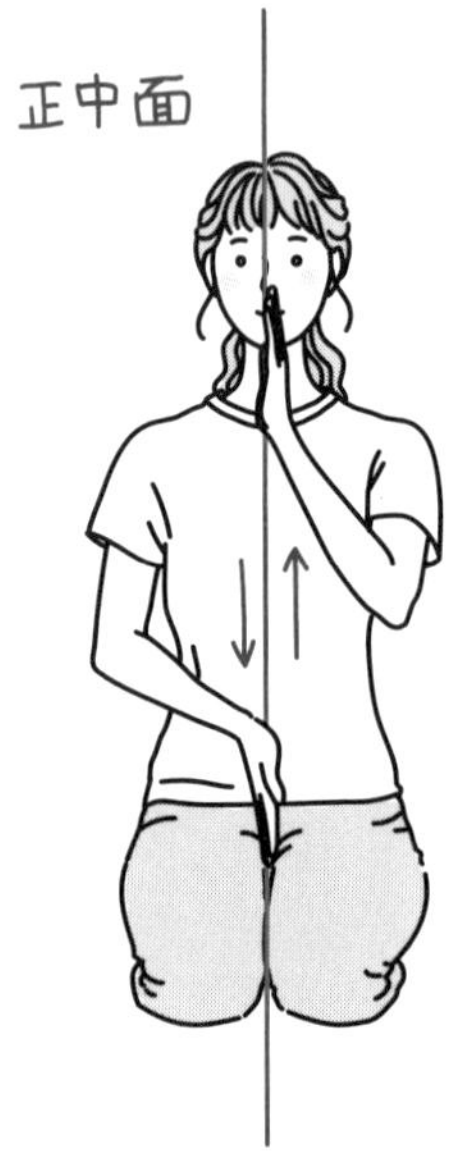

②朝起床時に脳を活性化

朝起床時に高岡式1分正座通軸法を行うと、ふくらはぎに適度な圧力がかかることで脳への血液の還流が増え、脳が活性化します。一日のよいスタートを切るうえでも朝はおすすめです。

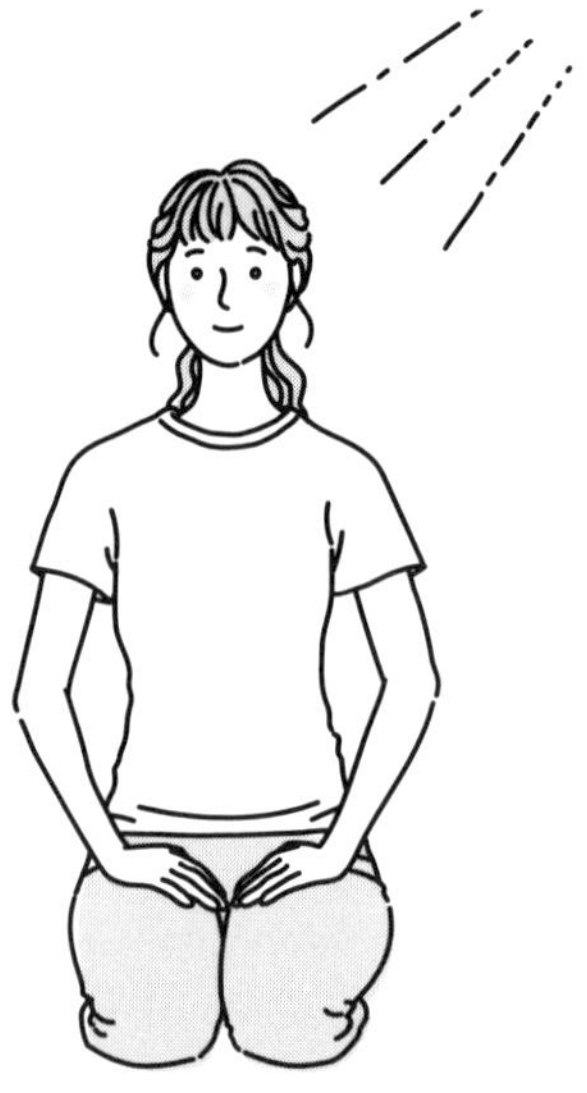

③ 外気に触れながら日光浴

庭やテラスで朝日を浴びながら行うと脳内物質のセロトニンが分泌され、心が落ち着くなどのリラックス効果も期待できます。自然光が届けば窓を開けて室内で行っても大丈夫です。

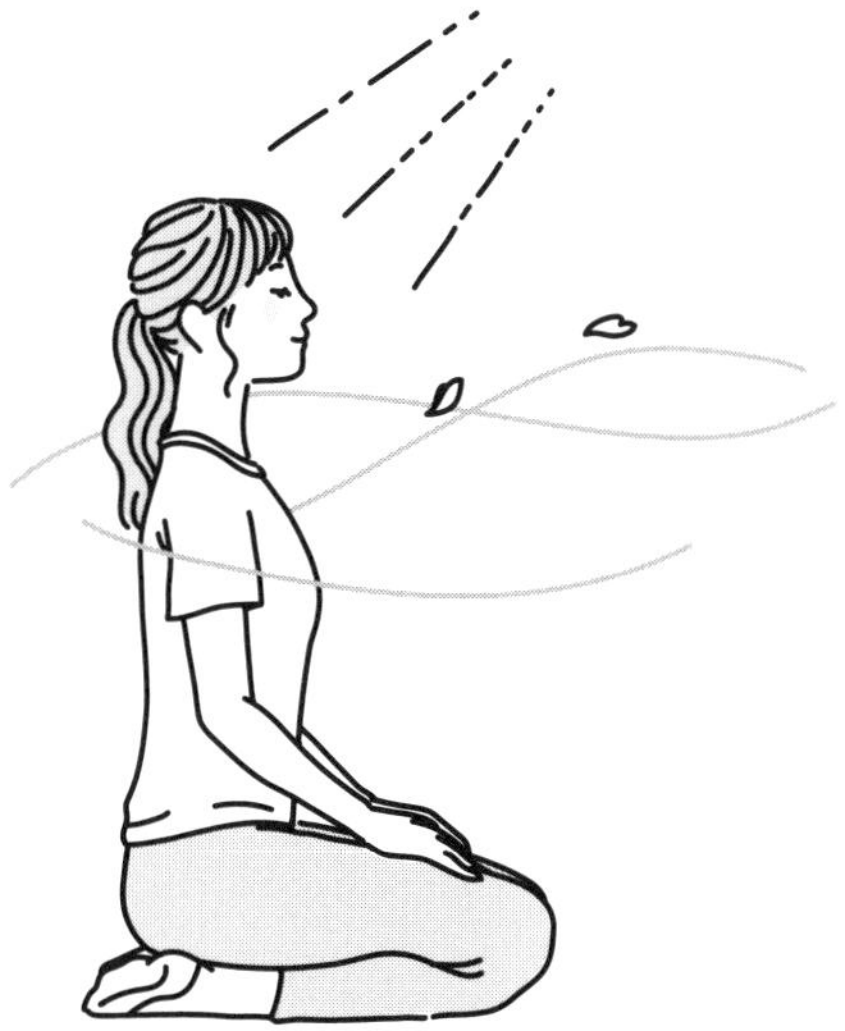

④ 本を活用し、軸を強化する

正座位で「高岡式頭載通軸法」（76ページ参照）で行ったのと同じやり方で本などを頭頂に載せます。バランスを取りながら呼吸を数回くり返し、終わったら本を下ろして立ち上がります。

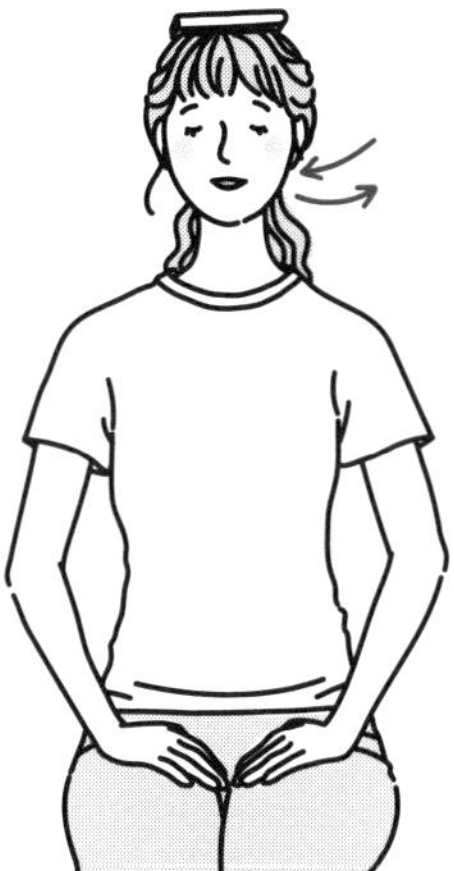

ゆるコラム
5

ほんの少しの工夫で通勤時間が良質のトレーニング時間に！

実際に「坐骨モゾ」（96ページ参照）を実践している方からの体験談を紹介します。

彼は、「坐骨モゾ」と「背骨スリ」（40ページ参照）を日常的にトレーニングするようになり、通勤電車の中でも座りながら目立たない動きで坐骨モゾを取り入れ、坐骨で立つことを意識したそうです。

「これまでの坐骨を使わない座り方よりもリラックスでき、軸が立ち、心が落ち着き、精神にも軸が通ってくることに驚きました」とその時の体験を報告してくれました。

坐骨で立てるようになると、余計な力を使わずに全身をゆるめられるようになるので、副交感神経が優位になり、心身ともにリラックスできるのです。

また、軸が通ることで、いくつものメンタル面での効果も期待できます。

誰にとっても、一日は24時間です。彼のように通勤電車の中で坐骨で立つことを意識するだけで、普通はストレスでいっぱいの通勤時間が絶好のトレーニング時間となります。たいへん素晴らしいアイデアだと思います。

なお、次の章で取り上げる高岡式呼吸法を組み合わせて行うと、軸を強化し、スマホねこ背とパソコン腰痛を改善するのにさらに効果的です。

ぜひ皆さんもさまざまな工夫をして生活の中に取り入れてみてください。

第6章

ねこ背と腰痛改善に効く
高岡式呼吸法とゆる体操

スマホねこ背とパソコン腰痛の改善に役立つ
高岡式呼吸法3選「ベース1・2・3」

正しい姿勢を取るうえで重要な脊柱起立筋や腹横筋《ふくおうきん》は、呼吸においても大事な働きを担っています。つまり、これらの筋肉を呼吸法で鍛えれば、正しい姿勢を取りやすくなるのです。

これから紹介する「ベース」は、①「センター」、②「ルースニング」、③「全方向均等軸呼吸」の3大原理によって支えられています。

①②は前章までに説明してきましたが、③の全方向均等軸呼吸とは、胸や腹など身体の前面だけでなく、脇や背中、腰も含めた体幹全体が軸を中心に均等に動くような呼吸のことです。

坐骨で立ち、鼻から息を吸い、主に口で吐くことを意識しながら行ってみましょう。

全方向均等軸呼吸の動き

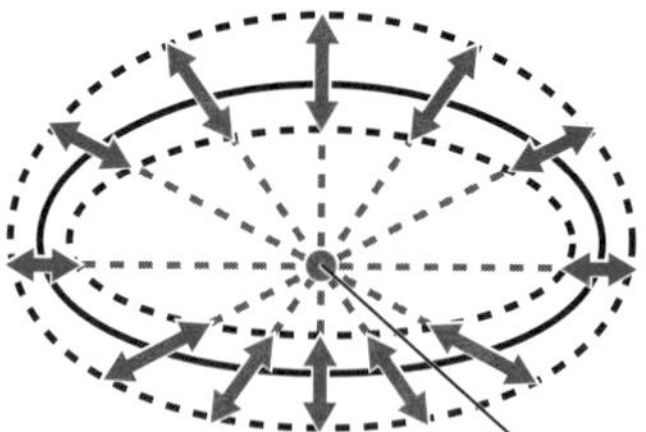

※上から見下ろした図。呼吸運動で変化する身体のラインは簡略化して表現している。

「ベース」を始める前に

●体幹、特に腰まわりを坐骨モゾや壁腰モゾ、次項で紹介する腰モゾなどで丁寧にゆるめてください。腰が固まっているとこの呼吸法は正しくできません。

●右の図のように体幹が軸を中心に全方向に均等に動くように意識してみましょう。うまくいけば後ろ側の腰も動く実感が持てるはずです。

●腹や腰がふくらむのは、息を吸って肺がふくらみ横隔膜が下がることで、腹部の圧力が全方向に広がるからです。主観では腹や腰にも息が入っていると感じられるので、やり方の説明でも「腹・腰に息を下ろす」と表記しています。

これらのことをよくご理解いただいたうえで、次の「呼吸体操」に進んでください。

※高岡英夫の呼吸法をさらに詳しく知りたい方は、『高岡英夫の「総合呼吸法」 呼吸五輪書』（BAB ジャパン）、高岡英夫実演指導のトレーニング法が学べる『高度運動科学トレーニング動画サイト』の映像講座「呼吸の達人（総合呼吸法）」をご参照ください。

ベース1 呼吸体操

［1分］

全方向均等軸呼吸ができると通常の深呼吸よりも 20〜30％も多く息を吸い込めるようになります。その準備運動となるのが、この呼吸体操です。「ベース」の中でも一番基本となる方法です。

①ゆったりと鼻から息を吸い込み、ゆったりと鼻も使いつつ主に口で息を吐く。それを何度かくり返す。息をゆったりと吸い込み「残気 10」にする。②息を7割吐き出して、「残気3」で息を止める。③息を胸・脇・背中に引き上げる。④息を腹・腰に下ろす。③④を3回くり返す。

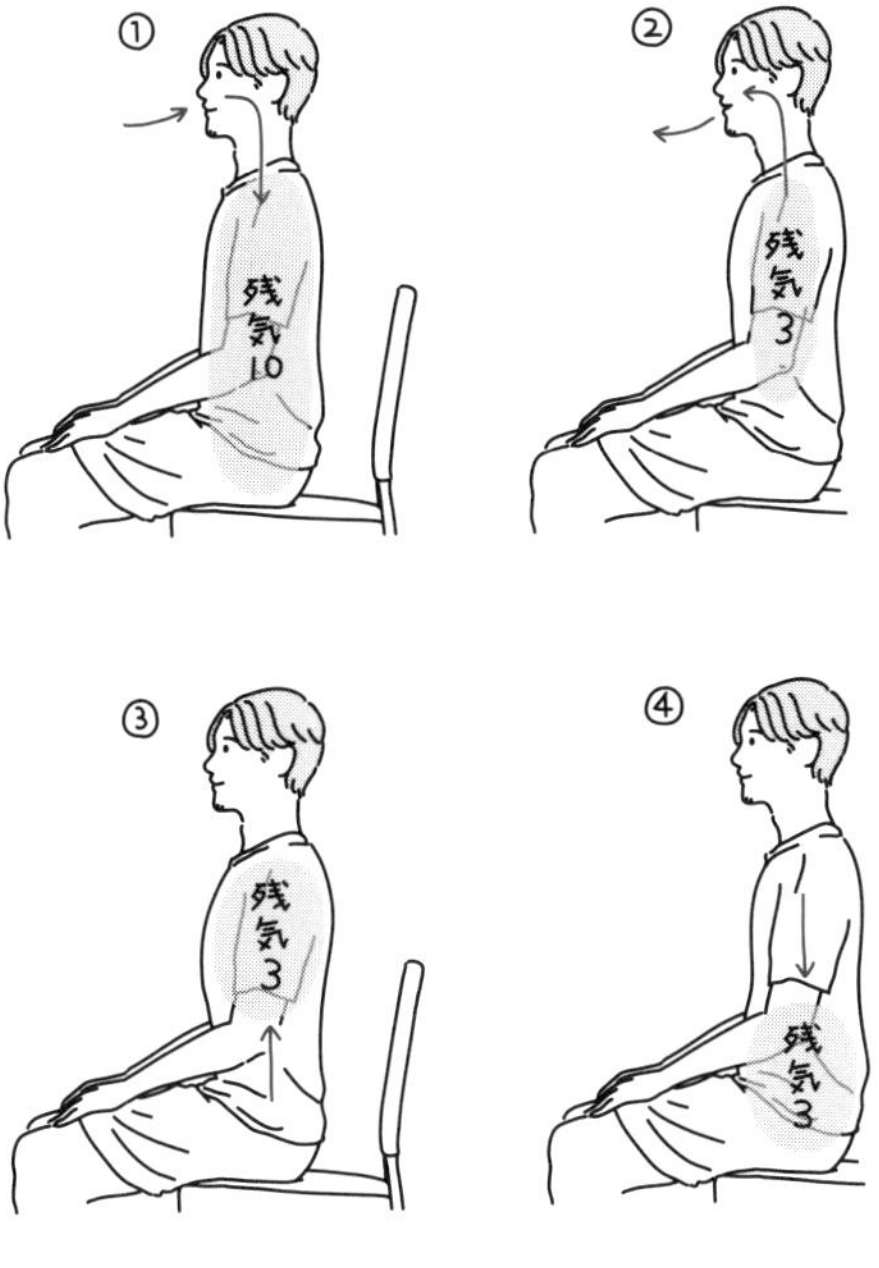

※「残気 10」は全方向均等軸呼吸で深く息を吸ったときに身体に満たされた息の最大量。「残気3」は残気 10 の状態から息を7割吐き出し、残りの3割のところで息を止めた状態。

POINT
- ベースの3大原理をできるだけ意識すること。
- 慣れるまではお腹に手を添えて行うとやりやすい。

ベース2 胸腹呼吸法《きょうふく》 ［1分］

胸に吸い込んだ息を腹に移すことにより心臓や肝臓の疲労を軽減します。「膝コゾ」（113ページ参照）を前後に行うと心臓・循環器系の疲労を取り去るうえで相乗効果が期待できます。

①ゆったりと鼻から息を吸い込み、ゆったりと鼻も使いつつ主に口で息を吐く。それを何度かくり返し、最後に息を吐く。②胸・脇・背中だけに息を吸い込む。③いったん息を止めてから、息を腹・腰に下ろす。④ゆったりと息を吐き切って「残気0」にする。②〜④を3回くり返す。

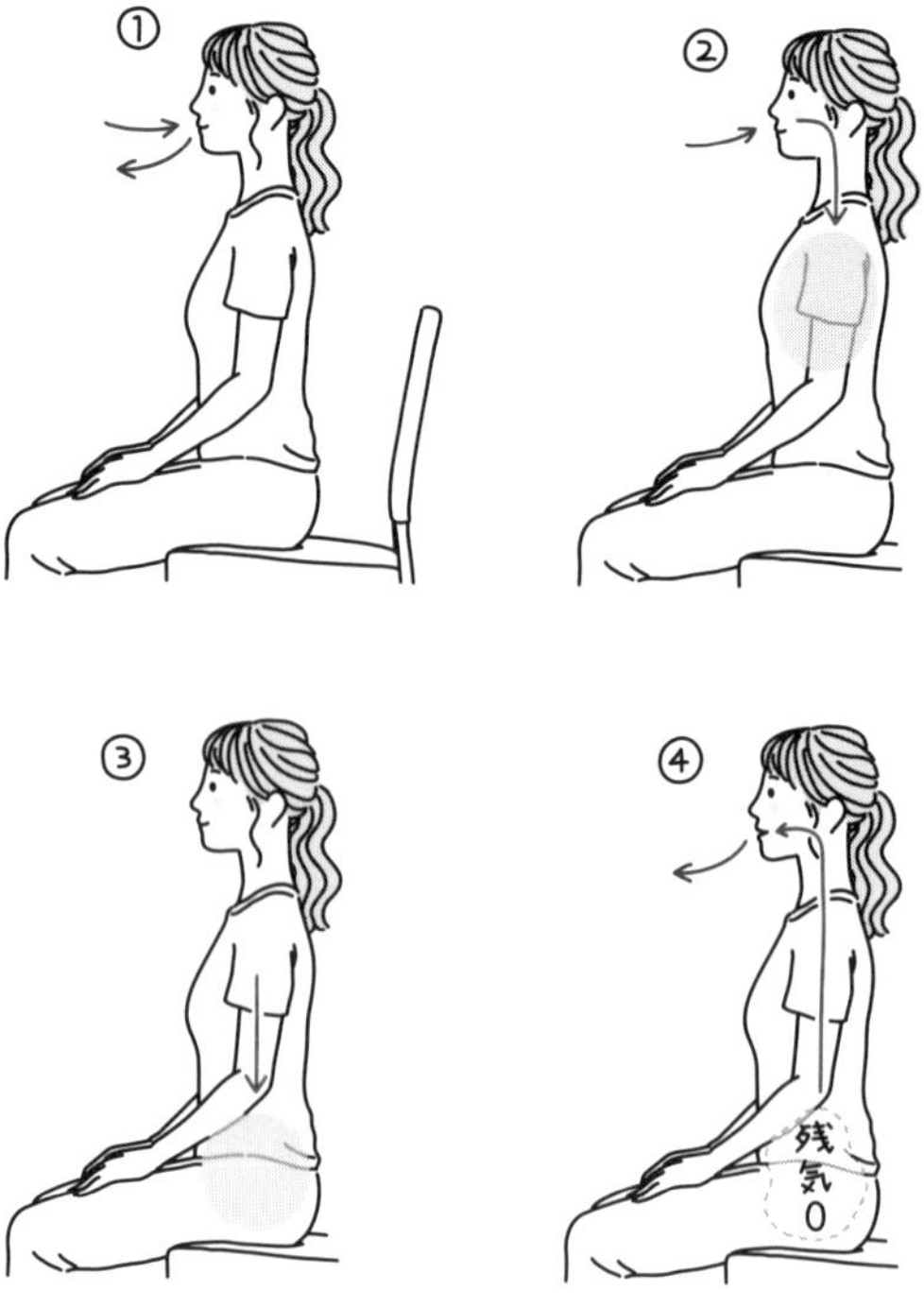

POINT

- ベースの3大原理をできるだけ意識すること。
- 慣れるまではお腹に手を添えて行うとやりやすい。

ベース 3 腹腰《ふくよう》呼吸法

［1 分］

鼻から吸った息をいきなり腹に深く落とすことで精神的な落ち着きが得られます。重圧で押しつぶされそうな緊張状態の中でも緊張感をやわらげ、いい意味での集中力に転換する効果が期待できます。

①ゆったりと鼻から息を吸い込み、ゆったりと鼻も使いつつ主に口で息を吐く。それを何度かくり返し、最後に息を吐く。②腹・腰に息を吸い込む。③いったん息を止めてから、ゆったりと息を吐いていって「残気 0」にする。その状態から②③を 3 回くり返す。

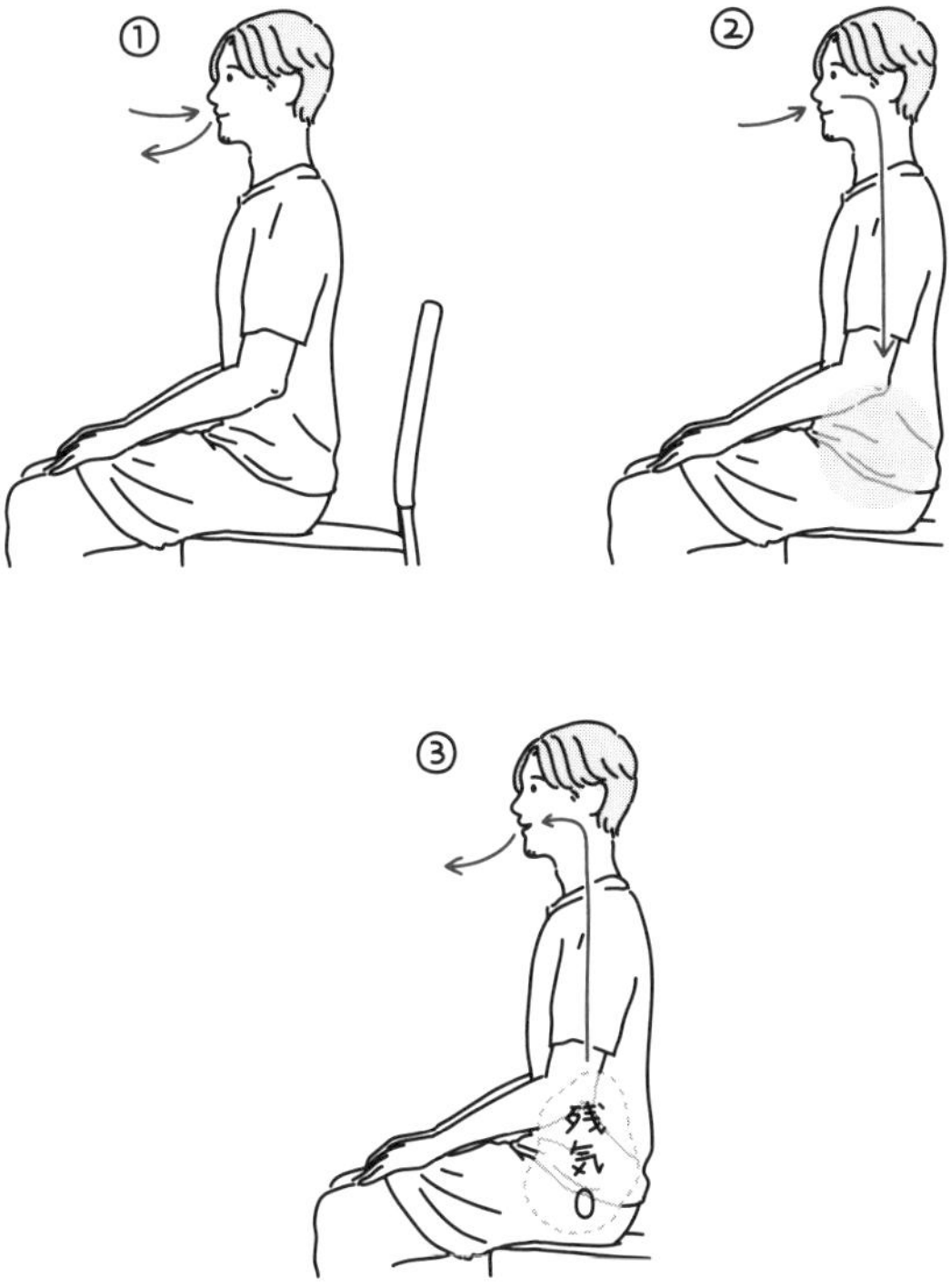

POINT

●ベースの 3 大原理をできるだけ意識すること。
●慣れるまではお腹に手を添えて行うとやりやすい。

スマホねこ背とパソコン腰痛の改善に役立つゆる体操① 寝ゆる3選

人にとって一番疲労が少ない姿勢は寝た状態ですが、寝たままできるゆる体操が「寝ゆる」です。全身の疲労を取り去り、ねこ背や腰痛の改善に役立つ寝ゆる3選を紹介します。

この3つの体操は、全ゆる体操の中で最も基本に位置付けられ、簡単なのに非常に効果が高いことから、「寝ゆる黄金の3点セット」と名付け、多くの人に愛されています。

やるのにベストなタイミングは、夜ベッドや布団に横になってから寝付くまでの時間と、朝目が覚めてから起き上がるまでの時間です。寝る前に行えば寝付きがスムーズになり、一方、起床時に行えばスッキリと目覚めることができます。

デスクワークで長時間座ったままだと血流と代謝が悪くなり、疲労はたまる一方です。脳の働きも落ちます。そんなときにおすすめなのが「膝コゾ」（113ページ）です。第二の心臓といわれるふくらはぎを効率よく刺激することでポンプ作用が働き、脚に滞った血液を心臓を経て脳まで還流してくれるので、頭もスッキリします。疲労を感じたらこまめに行ってください。また「膝コゾ」は、高齢者の転倒防止にきわめて重要となる大腰筋《だいようきん》を鍛える効果があるので、身体や精神の機能が衰えるフレイルの予防にも最適です。

寝ゆる１　腰モゾ

［30 秒］

身体の要《かなめ》である腰には常に重力がかかっており、疲労がたまると腰痛につながります。腰を床に軽くこすりつけるようにゆすることで、こわばった腰をやさしくゆるめときほぐします。

1　あお向けに寝る。全身の力をダラーと抜き、両手両足を腰幅程度に開く。両膝を 90 度に曲げて立てる。

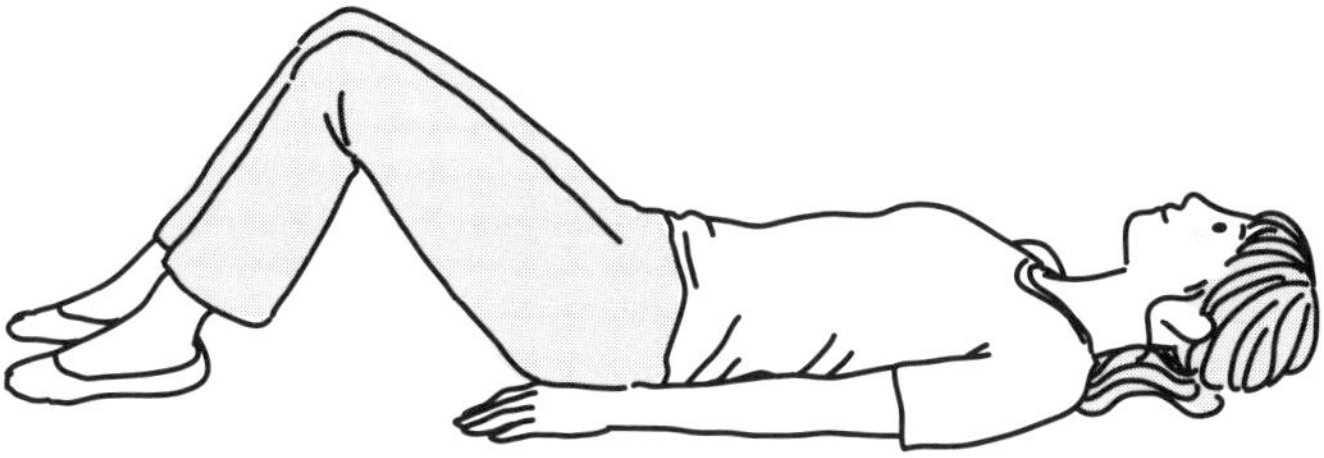

2　「モゾモゾ」と言いながら腰を床に軽くこすりつけるように左右に動かし、腰まわりの筋肉をときほぐしゆるめる。頭・腕・腰に余計な力が入らないように行う。

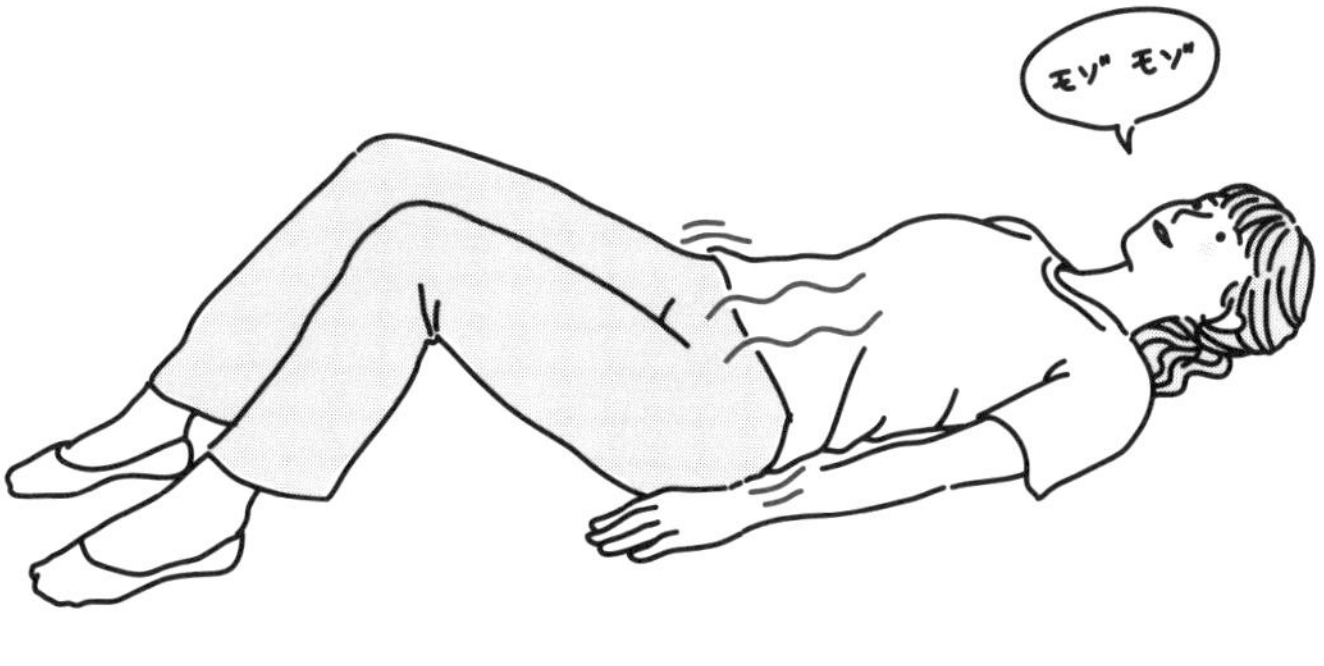

POINT

- 早く動かし過ぎると固まりやすいのでゆったり行うこと。
- 腰を床から浮かすと力みやすいので、床にダラーッと軽く押しつける。

寝ゆる2　すねプラ

右30秒
左30秒

すねを上下にゆすってときほぐす体操です。こり固まったふくらはぎの外側にある腓《ひ》骨《こつ》と筋肉をゆるめることで、立ち方や歩き方が驚くほど改善します。すねをゆらす振動で背骨をときほぐす効果も期待できます。

1　あお向けに寝る。全身の力をダラーと抜き、両手両足を腰幅程度に開く。両膝を90度に曲げて立てる。右脚のふくらはぎの外側を左膝の外側の出っ張りよりやや太もも寄りにかける。

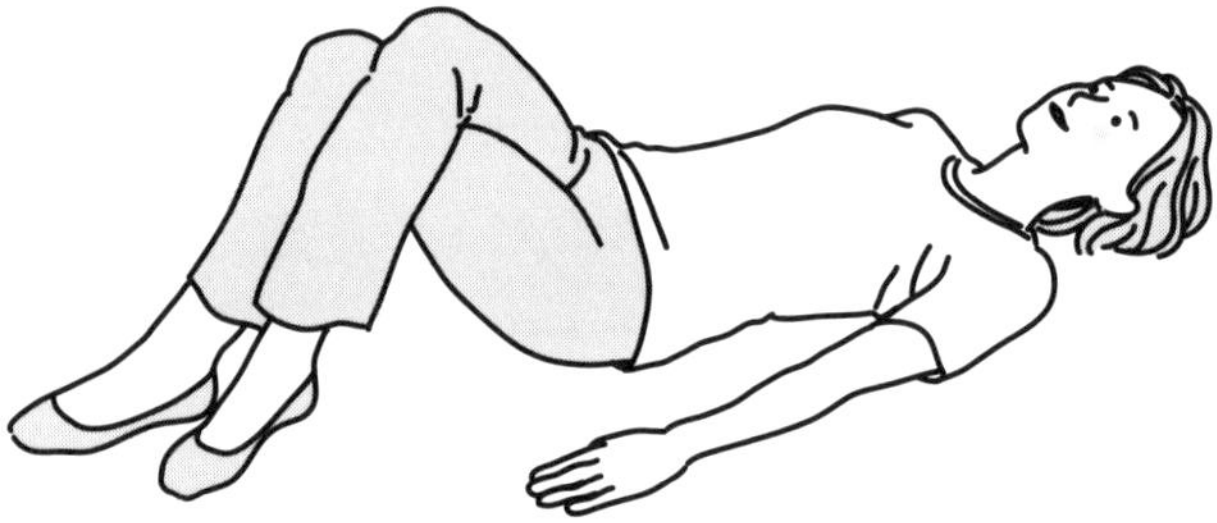

2　右すねを脱力して上下にプラプラとゆらす。脚を組み直して左すねも同様に行う。

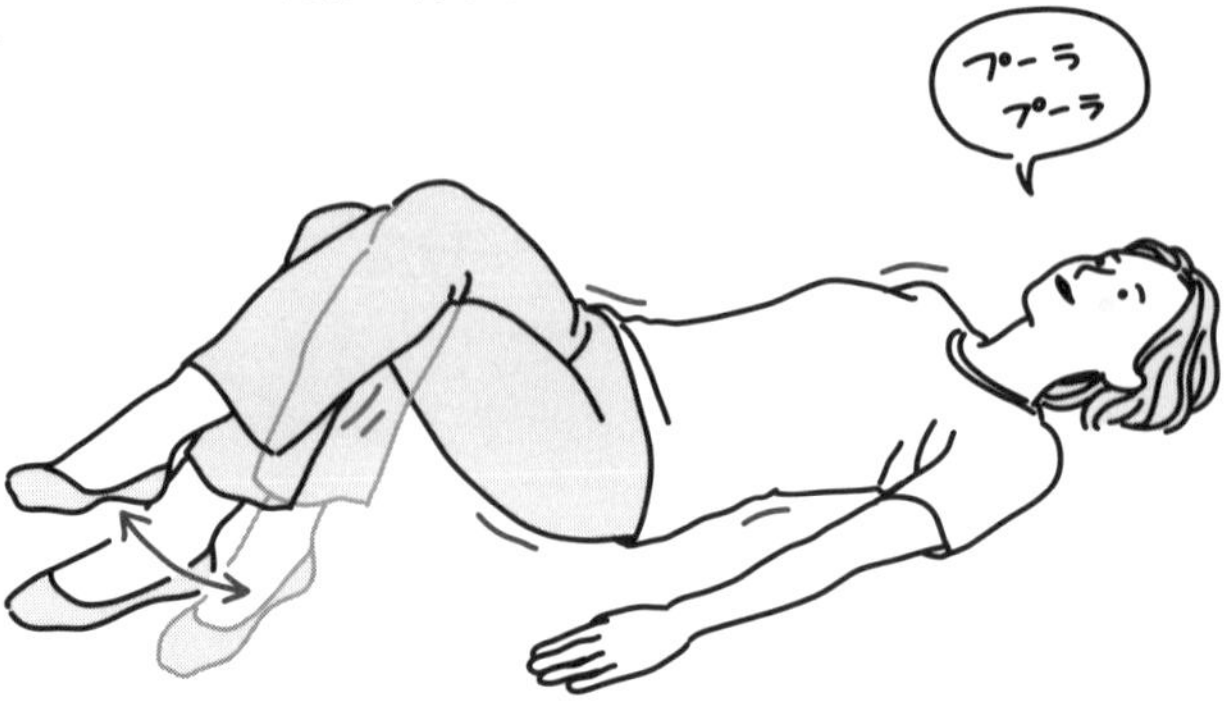

POINT
●前ももの力を使って動かさないこと。
●足首やふくらはぎ、膝に力が入ったまま行うのはＮＧ。

寝ゆる 3　膝コゾ

右 30 秒
左 30 秒

第二の心臓といわれるふくらはぎをラクにときほぐす体操です。脚の血行を促すことで全身の疲労解消やリラックスに効果的です。大腰筋を鍛え、副交感神経を活性化する効果も期待できます。

1　あお向けに寝る。全身の力をダラーと抜き、両手両足を腰幅程度に開く。両膝を 90 度に曲げて立てる。右のふくらはぎを左膝に乗せ、右脚の重みをあずける。

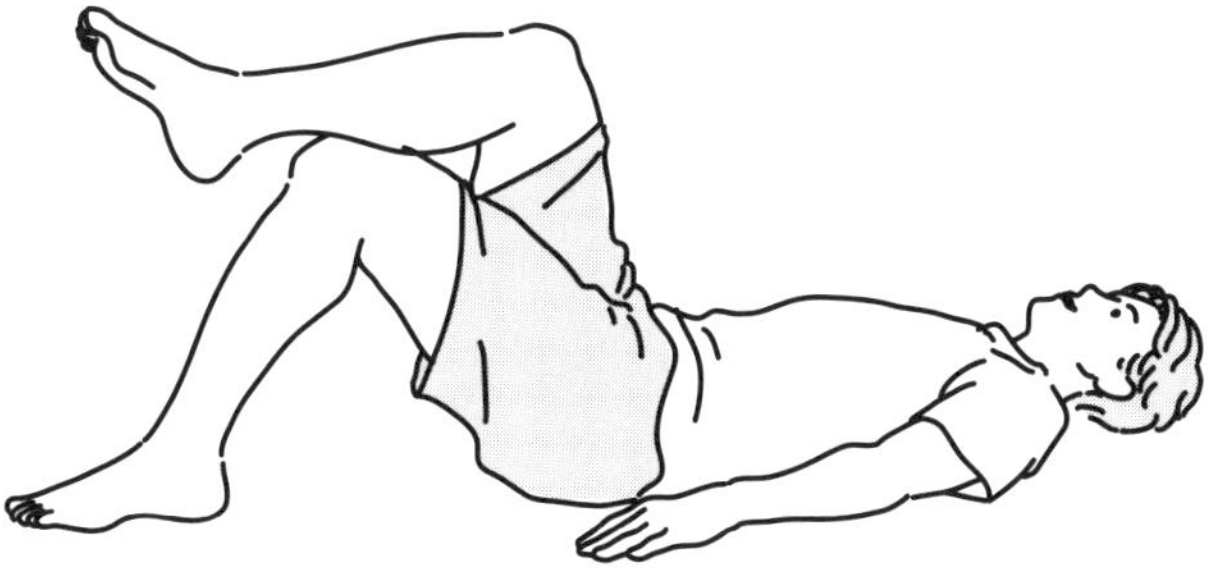

2　全身を脱力したまま、右ふくらはぎに左脚がめり込む感じを味わいながら、右脚を前後に動かす。アキレス腱上端から膝裏までをこする。脚を組み直して左脚も同様に行う。

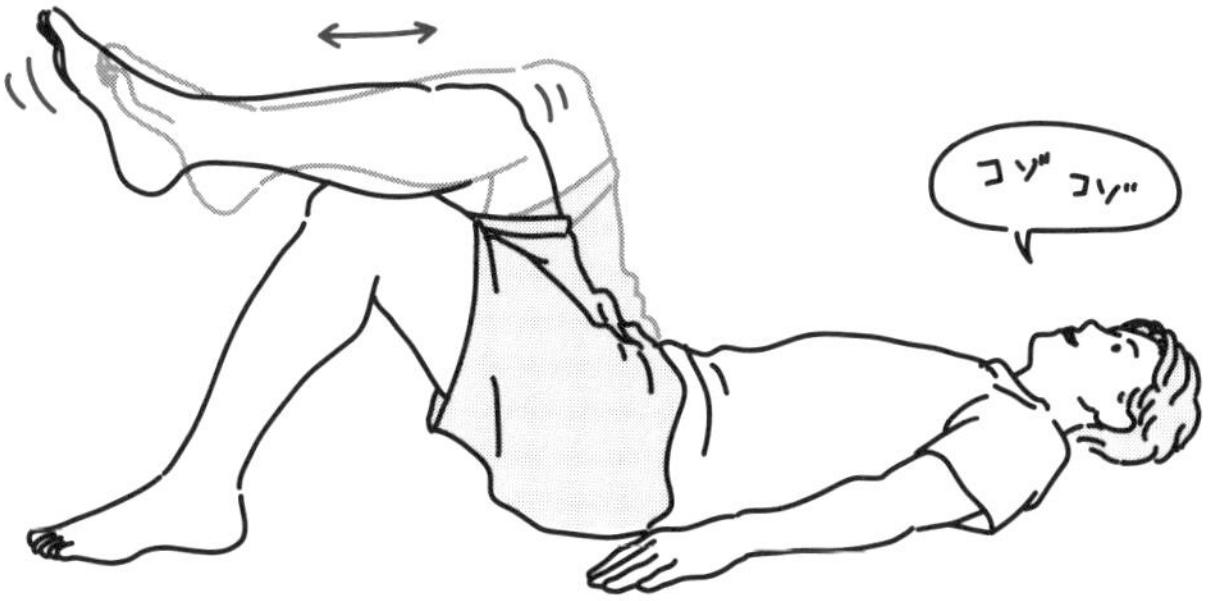

POINT
- より力を抜いた方が大腰筋を活性化する効果が高まる。
- 乗せた脚を膝に向かって力で押し付けないこと。

スマホねこ背とパソコン腰痛の改善に役立つゆる体操② 座ゆる・椅子ゆる3選

次に紹介するのは、座って行うゆる体操です。床に両足を伸ばして座る長座で行う「座ゆる」2選と、椅子を利用する「椅子ゆる」の計3選です。「背もたれ首モゾ」（62ページ参照）や「腕腰モゾ」（65ページ参照）、「坐骨モゾ」（96ページ参照）も椅子ゆるの仲間です。

スマホもパソコンも座って使うので、椅子ゆるは最も取り入れやすい体操といえます。

「足スリ」と「足首クロス」は、足の疲労を取り去るのに最適な体操です。私たちが思っている以上に、足には疲労が蓄積しています。特に足首は、膝関節や股関節よりも小さいのに、その負担は他の関節よりも大きいのです。その足首の疲労を解消します。

「腿《もも》ユッタリ」は、太ももを開閉して脚から骨盤までの下半身全体をときほぐす体操です。脚の筋肉ポンプ作用を活性化することで下半身の血流を改善します。また、自然と坐骨で立てるようになるので、軸が通り姿勢を改善する効果があります。ゆっくり丁寧に行うことで股関節の骨に不具合が生じた変形性股関節症の痛みを緩和する効果も期待できます。

これらの体操は、座ったままスマホやテレビを見ながらでもできますから、日常生活の中にうまく取り入れて役立ててください。

座ゆる1　足スリ

右30秒

左30秒

足を擦り合わせることによって血管や神経系を刺激し、足の疲労を取り去る効果が期待できます。内股を軽く引き締めて行うことによって、内転筋《ないてんきん》、骨盤底筋、腸腰筋《ちょうようきん》を鍛える効果が倍増します。

1. 長座になり、両肘を脱力して自然に伸ばしながら身体を両坐骨で均等に支える。右の足裏を左足の甲に内向きに重ねる。「気持ちよく」と言いながら右の足裏で左足の甲を擦る。

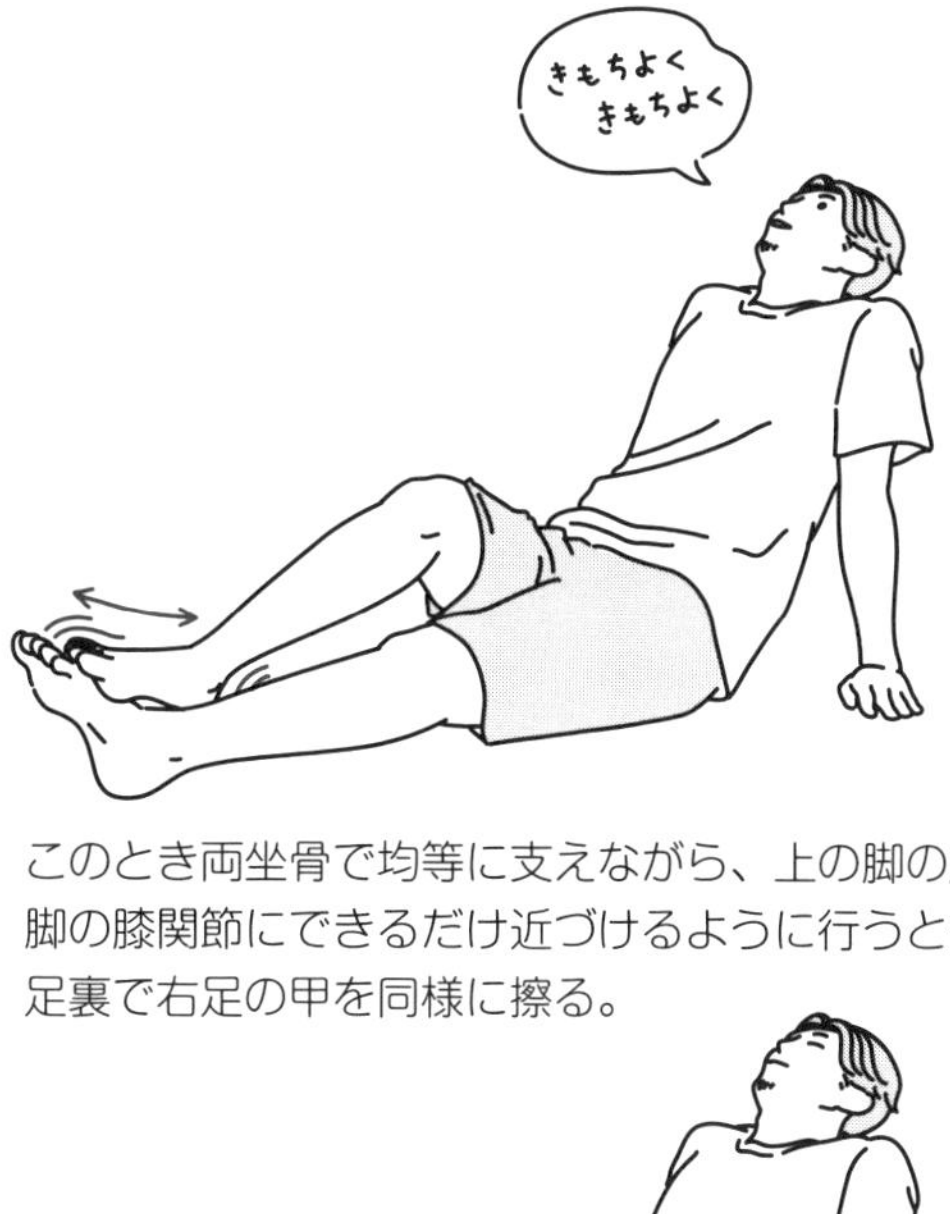

2. このとき両坐骨で均等に支えながら、上の脚の膝関節を下の脚の膝関節にできるだけ近づけるように行うと効果的。左の足裏で右足の甲を同様に擦る。

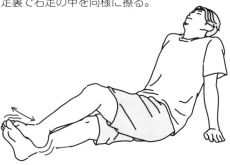

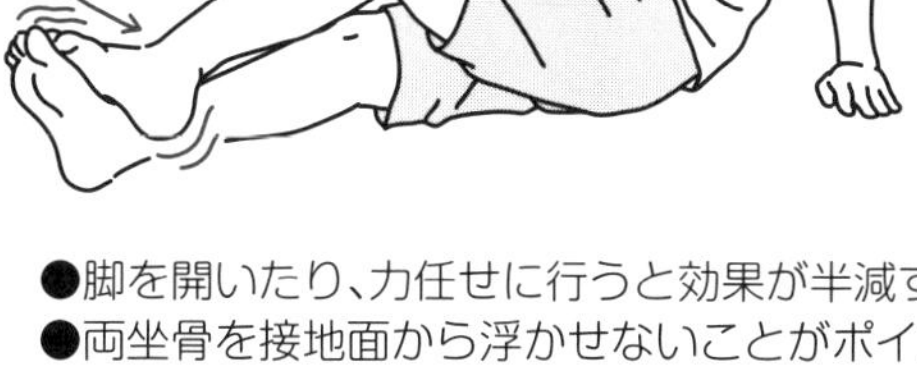

POINT

- 脚を開いたり、力任せに行うと効果が半減するので注意。
- 両坐骨を接地面から浮かせないことがポイント。

座ゆる2　足首クロス

右30秒
左30秒

足首同士を密着感が生まれるように擦り合わせることで、効率的に足首のこりや疲労を取り除きます。全身を脱力させた方が足の密着感が高まり、腸腰筋の活性化にも効果的です。

1

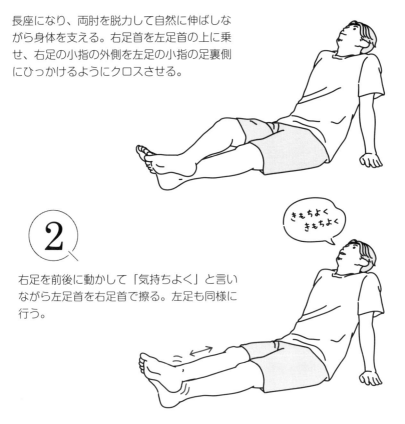

長座になり、両肘を脱力して自然に伸ばしながら身体を支える。右足首を左足首の上に乗せ、右足の小指の外側を左足の小指の足裏側にひっかけるようにクロスさせる。

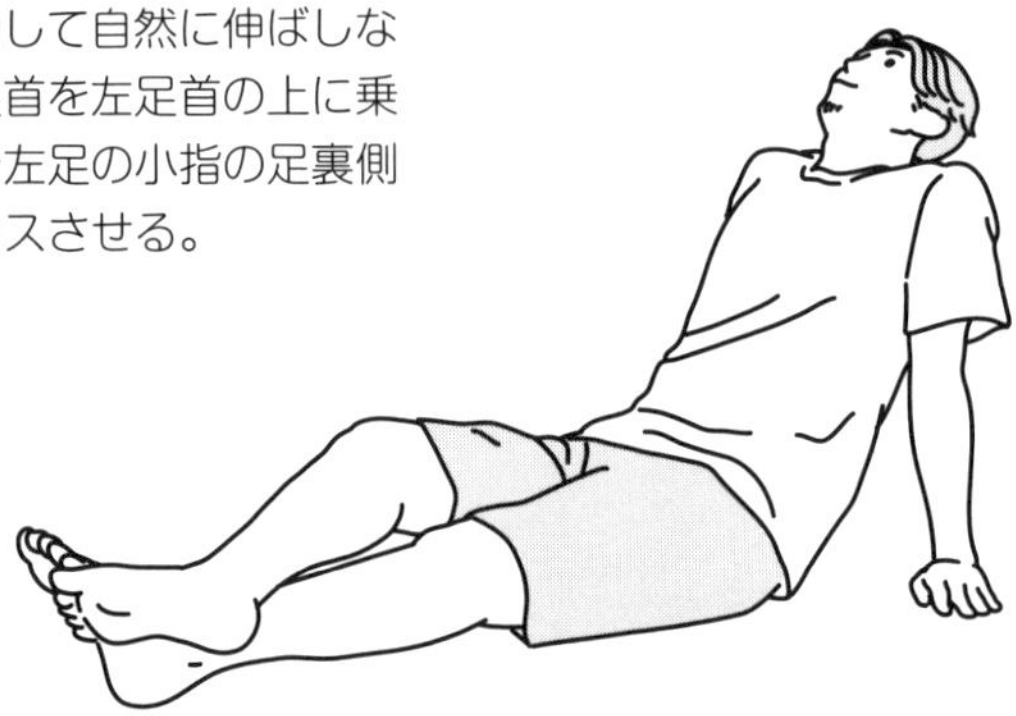

2

右足を前後に動かして「気持ちよく」と言いながら左足首を右足首で擦る。左足も同様に行う。

POINT

- ●裸足で行うと痛いと感じる人は靴下を履くのがおすすめ。
- ●全身をダラ　ッと脱力させた方が足首の密着感が高まる。

椅子ゆる　腿ユッタリ

［30秒］

脚をゆったり開いたり閉じたりする動きで、股関節を中心に骨盤全体から足首までをラクにときほぐします。体幹下部から脚の筋肉ポンプ作用を高めるので、血流を促し、心臓の負担を軽減します。仕事中でも簡単に行えます。

椅子に浅めに腰掛け、膝を直角に曲げる。両腕は力を抜いて脇に自然に垂らし、足は肩幅程度に開く。太もも全体を「ユッタリ」と言いながら、開いたり閉じたりしながら股関節まわりをゆるめる。股関節から骨盤全体、太もも、膝関節、すね、ふくらはぎ、足首がときほぐれていくのを感じながら何度かくり返す。

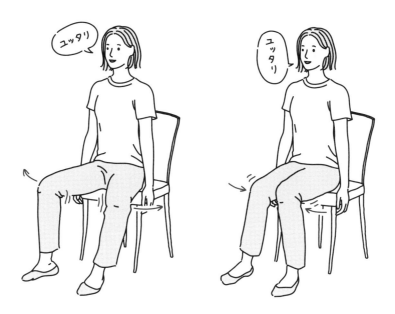

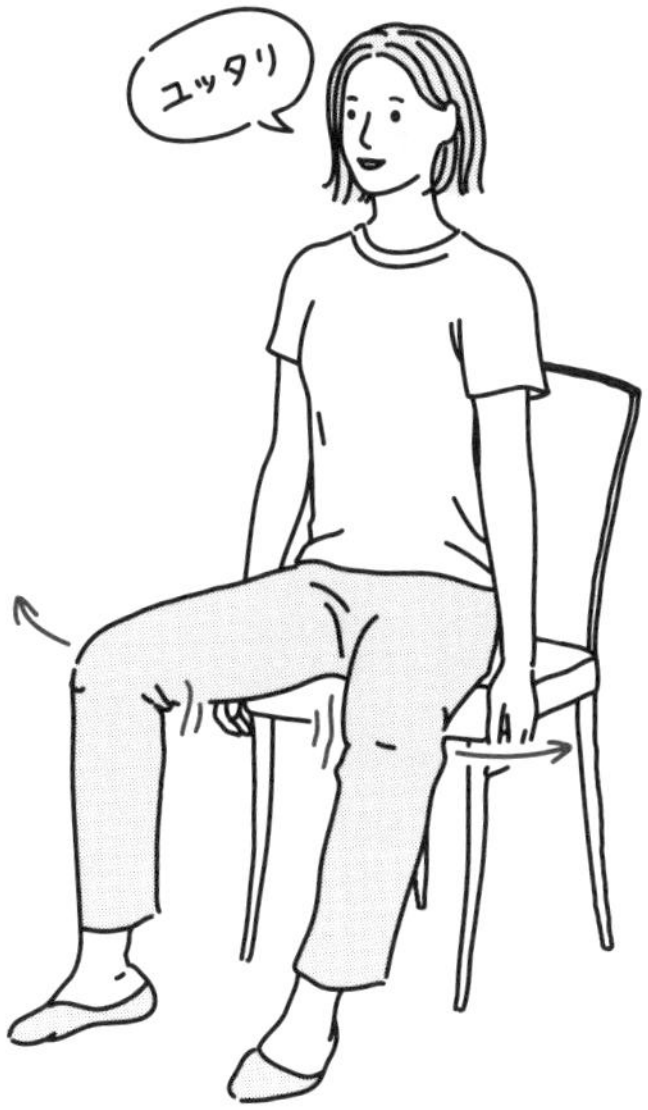

POINT
- ●坐骨で立ち、ラクに軸を感じ、無理なくできる範囲で行う。
- ●下半身だけでなく上半身も脱力させるのがポイント。

スマホねこ背とパソコン腰痛の改善に役立つゆる体操③　立ちゆる3選

最後に紹介するのは、立って行う「立ちゆる」です。他の体操より手間はかかりますが、その分運動量が見込めます。家の中でも、十分なカロリー消費効果が期待できます。

「腹腰フワ」は、座り過ぎによって固まった腰まわりをゆるめときほぐす体操です。下腹や腰は、古来より心身の安定をもたらすといわれる下丹田《げたんでん》という身体意識が形成される部位です。この箇所がゆるんで下丹田が育ってくるとハラが据わって、メンタルが強くなります。「腹腰呼吸法」（109ページ参照）と合わせて行うと、さらに効果が深まります。

「魚クネ」「足ネバ」の2つの体操は、脊椎まわりの深層筋をゆるめときほぐし鍛えるのに効果的な体操です。軸（センター）の形成効果も期待できます。「背骨スリ」（40ページ参照）と組み合わせると、背骨ケアと姿勢改善における相乗効果が期待できます。

現代人は、運動不足などが原因で体幹が固まっていることが多いのですが、体幹がガチガチのまま手足だけ動かすような歩き方では、すぐに疲れたり障害も起こしやすくなります。全身がゆるんで身体の奥深いところから筋肉が使えるようになると、自然とより正しい快適な歩きになり、障害も起こりにくく、いくら歩いても疲れないようになってきます。

立ちゆる１　腹腰《はらこし》フワ

［１分］

下腹部と腰まわりをゆるめることで腰痛を改善・予防するだけでなく、心身の安定をもたらす身体意識の下丹田を育てる効果が期待できます。自然と呼吸が深くなり、ストレスに強くなります。

両足を軽く開いて立つ。「気持ちよく」と言いながら下腹部と腰を擦る。両手を使ってもよい。「フワ——」と言いながら下腹部を中から広げ開くイメージで前に出す。同様につぶやきながら、やや前かがみに腰を丸めるように腰を広げ開く。数回やったら下腹部と腰をモゾモゾ動かしてゆるめる。

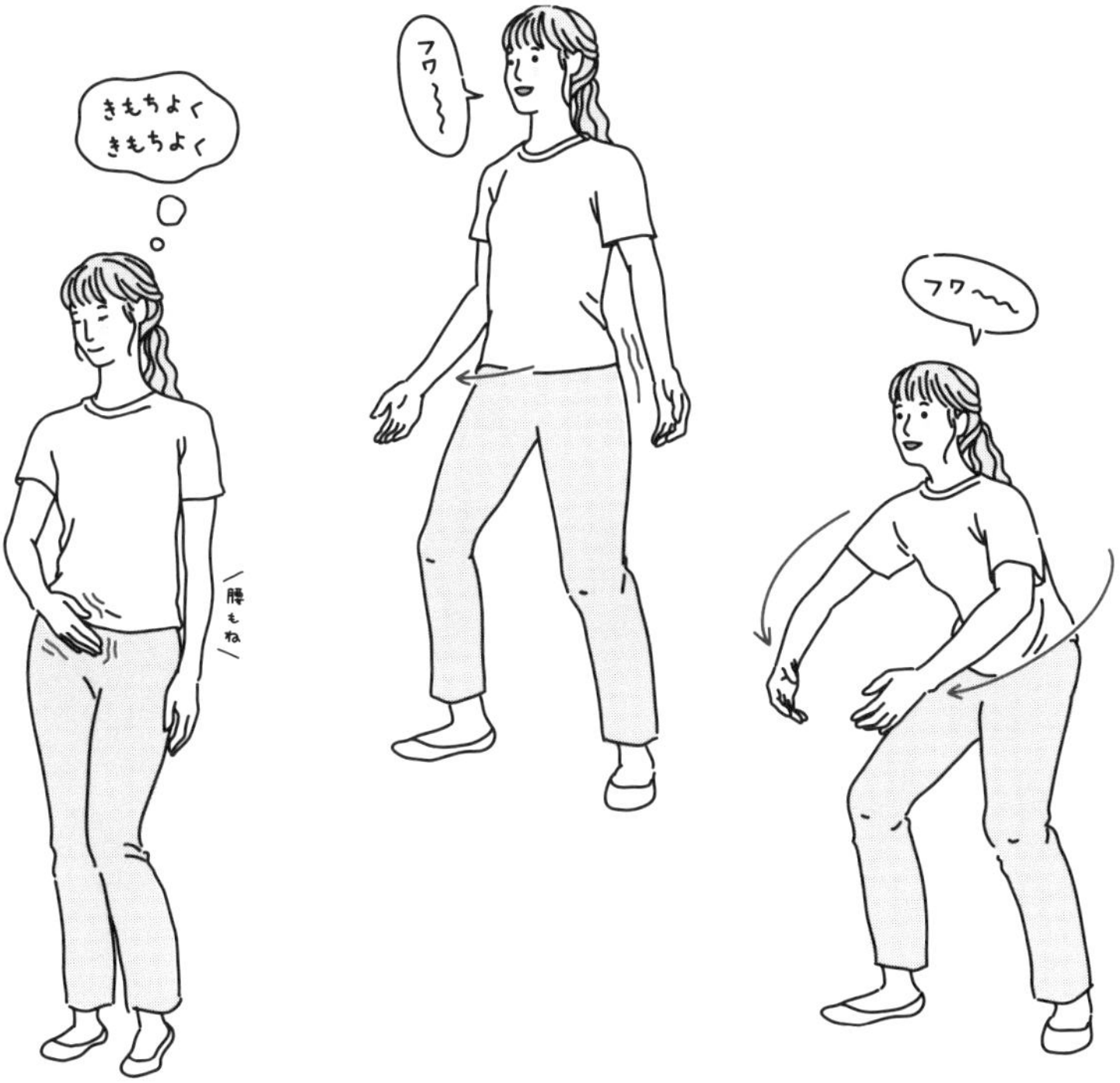

POINT

- 下腹部を広げ開くときに腰に力を入れて反らさないこと。
- 腰を広げ開くときは腕で大きな丸いボールを抱えるイメージで行う。

立ちゆる２　魚クネ

［１分］

魚のように背骨をゆらしてゆるめ、全身のインナーマッスルを活性化させます。基礎代謝量と日常の活動量が自然と増え、やせやすい体質になります。副交感神経を優位にして、脳疲労を解消する効果も期待できます。

両足を軽く開いて立つ。魚が水の中を泳ぐように、背骨を左右にクネクネさせて全身をゆるめていく。両手を上げて、指先まで脱力させ、頭の方に進んでいくように全身をクネクネさせる。心地よい揺れが下半身から背骨を伝わって全身がときほぐれるのを感じる。

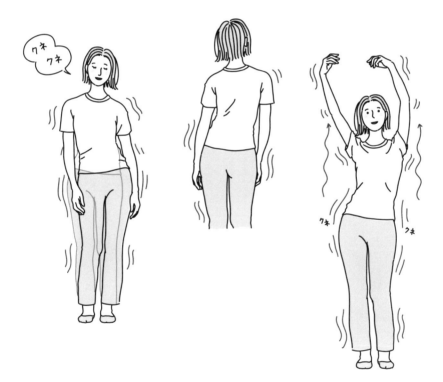

POINT

●高齢者や首、背中、腰に障害のある方は無理しないこと。
●できるだけ背骨を中心にくねらせるのがコツ。

立ちゆる3　足ネバ

［1分］

体幹部の奥にあるインナーマッスルをゆるめながら鍛えます。筋肉がつきやすくなり、基礎代謝量が自然と増えます。ダイエットを目的にされる方は、毎日30分以上行うと大きな効果が期待できます。

腕を気持ちよく振りながらその場歩きを行い、身体全体をゆるめる。次に、つま先を床につけたまま、かかとだけを浮かせて体幹を中心に全身がゆるみほぐれるように「ネバネバ」と言いながら歩く動きをくり返す。つま先が床にボンドでくっついてしまったかのように行うのがコツ。やればやるほどゆるむように意識する。

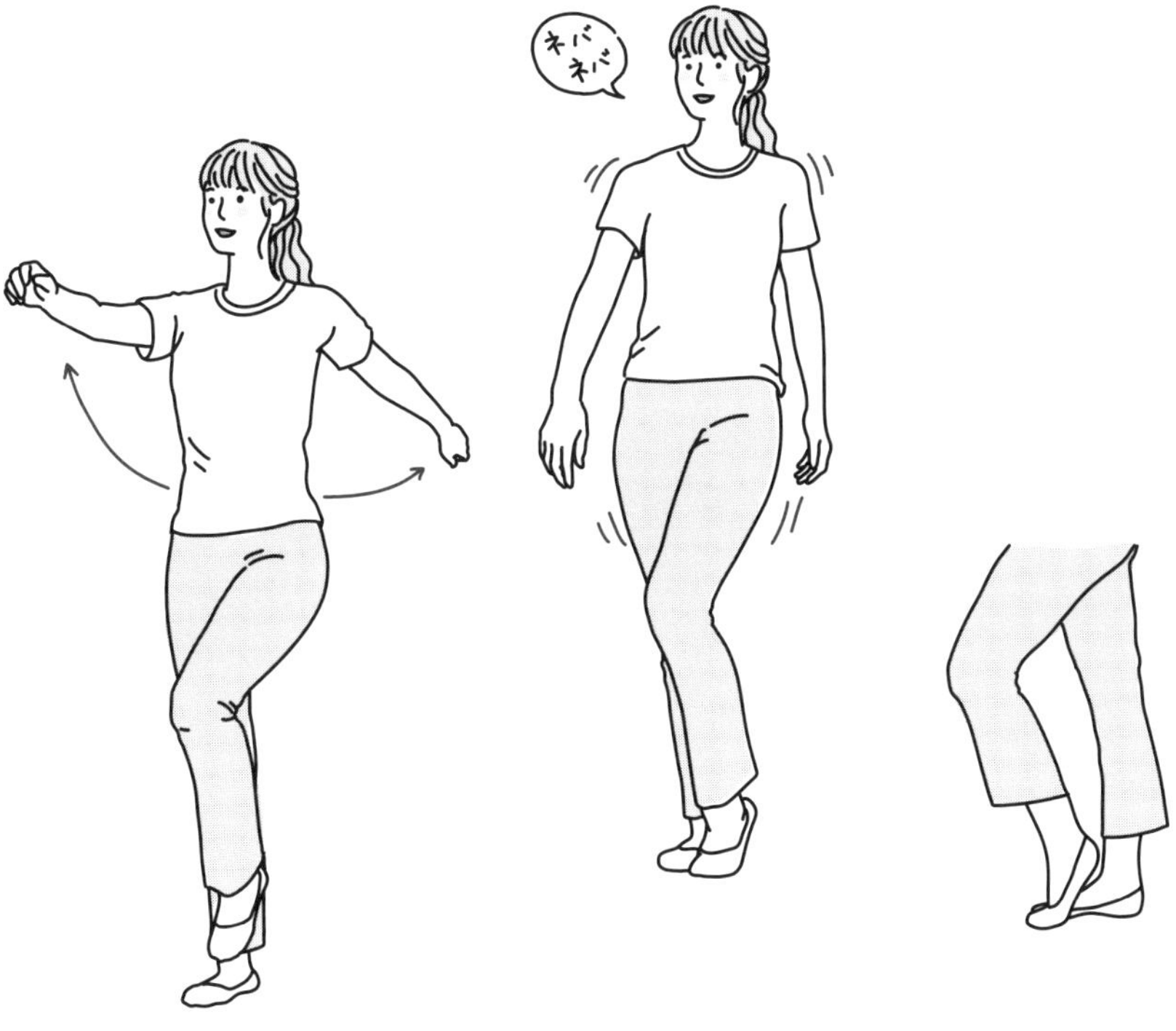

POINT
- ●同じ側の手脚が一緒に出ないようにすること。
- ●背骨の部分まで動かないと効果が半減するので注意。

ゆるコラム
⑥

脳のさまざまな機能を高め、脳全体を改善するゆる体操

ゆる体操を行うことで、スマホねこ背とパソコン腰痛を改善するだけでなく、さまざまな脳機能を高め、脳全体を改善する効果も期待できます。その科学的根拠について説明します。

①擬態語運動法による異なる脳領域の連携効果

ゆる体操では、各体操の動きに最も適した擬態語を組み合わせています。擬態語は身体の動きの質と密接につながっているため、擬態語を使うことで脳の言語野や運動野、感覚野の各領域をリンクさせながら、身体を動かせるようになります。

擬態語を声に出しながらゆる体操を行うことで、創造力にあふれる子どもの時のような全脳的な脳の働きを取り戻すことが期待できるのです。小さな声でいいので、恥ずかしがらずに「モゾモゾ」や「プラプラ」などの擬態語を心と体に届くようにつぶやいてみてください。

②擦動緩解運動法《さつどうかんかいうんどうほう》によるリラクセーション効果

ゆる体操では、「気持ちよく」と言いながら身体の部位を擦ることが多いのですが、このこと自体がたいへんに奥深いリラクセーション効果をもたらします。互いの手を「気持ちよく」と言いながら擦り合うだけでも、擬態語に負けないくらいの脳全体の機能の改善が期待できます。副交感神経が優位になるので、心が落ち着き、優れた脳活動が行えるのです。

過去の実験では、手を擦りながら「気持ちよく」とつぶやくことで、劇的なまでに不安な

気持ちが減り、前向きな気持ちが高まることが実証されました。

③揺《よう》動《どう》緩《かん》解《かい》運《うん》動《どう》法《ほう》による下位脳の活性化効果

別の実験で、魚クネなどの揺動緩解運動を行う前、最中、後の脳の血流中の酸化型ヘモグロビン（酸素を持ったヘモグロビン）と還元型ヘモグロビン（酸素を持っていないヘモグロビン）の量を調べたことがあります。運動を行ってしばらくすると、明らかに酸化型ヘモグロビンが増え、還元型ヘモグロビンが減り、その状態は運動後もしばらく続きました。

これは、脳に十分な酸素が行き渡り、脳細胞に必要であればいつでも酸素を供給できる状態であることを示しています。つまり、脳細胞が最高の働きができる状態ということです。

もう一つ重要なのが、脳幹や小脳などの下位脳の活性化です。脊椎動物としての人間は、魚類時代に基本構造が完成していたと私は考えています。揺動緩解運動で体幹部をゆるめときほぐすことで、魚類が持っている最高度に優れた頭首から体幹の身体運動能力を開発し、その運動を支える下位脳を活性化するのです。

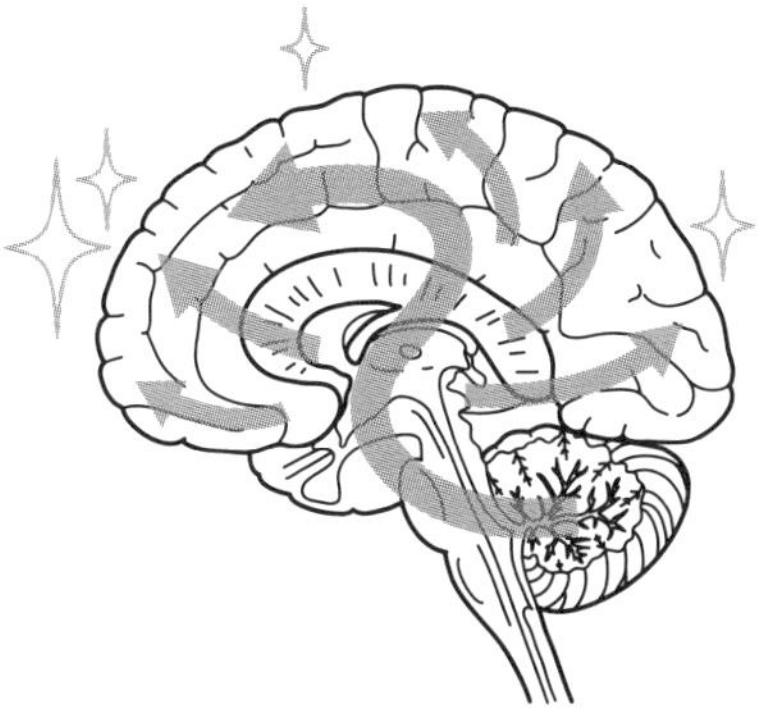

大脳新皮質などの上位脳は、下位脳に支えられて初めて、その本領を発揮できます。その下位脳を鍛える最適な方法が、本書で取り上げてきたゆる体操なのです。

おわりに

それなしにはもはや生きていけない。

それほどに必要で身近なものになったデジタルデバイスですから、私の遠い知人のなかにもすごいヘビーユーザーがいます。Aさんは32歳の女性、スマホを多い日で1日18時間使用。Bさんは41歳の男性、パソコンを多い日で1日16時間使用という、デジタルデバイスの達人です。

「えっ、長時間デジタルデバイス漬けのただのデバイス依存症だろう」「身体も頭もボロボロなんじゃないの」との声が聞こえそうですね。確かに半年前までは2人ともご想像のとおり身も心もボロボロ。あまりにボロボロでこれ以上続けたら、脳と身体が壊れると危機を感じて、ネットで「この世で一番ラクで疲れに効く体操は何?」と探していたところ、出会ったのが「寝ゆる黄金の3点セット」でした。

Aさんは「ゆる体操」の寝る、横寝、ソファや壁にもたれて座る、椅子座、立って壁もたれ……という多様な体位で、ヨダレを垂らすほどにラクチンにだらしなくやるとベストパフォーマンスになる、というあまりの気軽さに、すっかり「ゆる体操」の虜《とりこ》に。ボロボロでコチコチガチガチの「プラスチックの粗大ゴミ」（本人談）だった身体が、5歳の頃のように柔らかでみずみずしく激変。「ぜーんぜん疲れなくなっちゃった」と、すべての体位でゆる体操をやりながらスマホを扱う特殊能力まで開発し、スマホと仕事のパフォーマンスが3倍にパワーアップしたそうです。結果スマホ時間が6割に激減し、空いた時間でDIYを始めたとか。

そしてもう1人のBさん。すさまじい腰痛、椎間板ヘルニアで苦しみ、3回手術までしても再発をくり返していたのに、「寝ゆる黄金の3点セット」だけで完治したそうです。「これはいい!!」と次に「背もたれ首モゾ」にはまり、脳の機能と視力が学生時代の絶頂期を越えるほどに回復。さらに「もっと他にいい体操はないのか?」と本書でも一押しの「背骨スリスリ体操」を見つけて、会社でトイレに立つたびにトイレの壁の角に寄りかかって背骨の側を上下運動でスリスリ。「リフレッシュを越えたリフレッシュ」「世界が変わった、俺これを続けたら人間が変わるかも」と〝ド〟はまりして、半年後には退職してベンチャーを始めてしまったそう。

「ゆる体操」でなぜそんなことが可能になるのでしょうか。それはトップ・オブ・トップアスリート、野生動物、昔日の武術の達人に共通する脳と身体の秘密を解明し、その解を体操法の設計・デザインの中心に置いたからです。そしてその解こそ、本書でご紹介した「センター（軸、地芯を含む）」と「ルースニング（緩解）」なのです。

この「センター」と「ルースニング」を揃えることで、人の（人類の）脳と身体は最高・最善の状態で働くように、遺伝子のレベルから創られているのです。そうすることが私たちに与えられた「最高の幸せ」だったのです。

スマホとパソコンはよい意味でも悪い意味でも、皆さんがこれから長くお付き合いすることになるデジタルデバイスです。皆さんはスマホねこ背とパソコン腰痛によって本書の「ゆる体操」に出会うことになったわけですが、「ゆる体操」の実践によって体調を改善されることはもちろん、「ゆる体操」を通じて知った人間の面白く、興味深い性質や知見を、ぜひこれからの人生に活かして、素晴らしい人生を歩んでください。

それが、本書の著者としての願いです。

２０２４年７月

高岡英夫

高岡英夫（たかおか・ひでお）

運動科学者、高度能力学者、「ゆる」開発者。運動科学総合研究所所長、NPO 法人日本ゆる協会理事長。東京大学卒業後、同大学院教育学研究科を修了。大学院時代に西洋科学と東洋哲学を統合した「運動科学」を創始し、人間の高度能力と身体意識の研究にたずさわる。オリンピック選手、企業経営者、芸術家などを指導しながら、年齢・性別を問わず幅広い人々の身体・脳機能を高める「ルースニング（ゆる体操等）」や「スーパーウォーク歩道」をはじめとした多くの「高度運動科学トレーニング」を開発。東日本大震災後は復興支援のため「ゆる体操プロジェクト」を指揮し、自らも被災地で指導に取り組む。著書は『レフ筋トレ』『究極の身体』（以上、講談社）、『脳と身体を歩きで鍛える』（さくら舎）、『決定版 ゆる体操』（PHP 研究所）など 100 冊を超える。

デザイン／ DOMDOM
イラスト／平松芙美・運動科学総合研究所
企画／立原滉二
構成・文・図版／谷田部尊将
DTP ／株式会社昭和ブライト
校正／玄冬書林
編集／木村順治

スマホねこ背、パソコン腰痛を一発改善！

高岡式　背骨１分ゆる体操

2024 年 7 月 15 日　初版第 1 刷発行

著　者　高岡英夫
発行者　石川和男
発行所　株式会社小学館
〒 101-8001
東京都千代田区一ツ橋２－３－１
電話（編集）03・3230・5651
（販売）03・5281・3555
印刷所　TOPPAN 株式会社
製本所　TOPPAN 株式会社

 ISBN978-4-09-311562-9

背骨1分ゆる体操の主要メソッドが無料動画で視聴できます【要会員登録】

https://douga.undoukagakusouken.co.jp/pub/s-yuru

・背骨1分ゆる体操の実際の動きが「動画」でわかる
・著者、高岡英夫のリード音声が聴ける
・「こうなってしまったら間違い」というNG例も動画で見られる

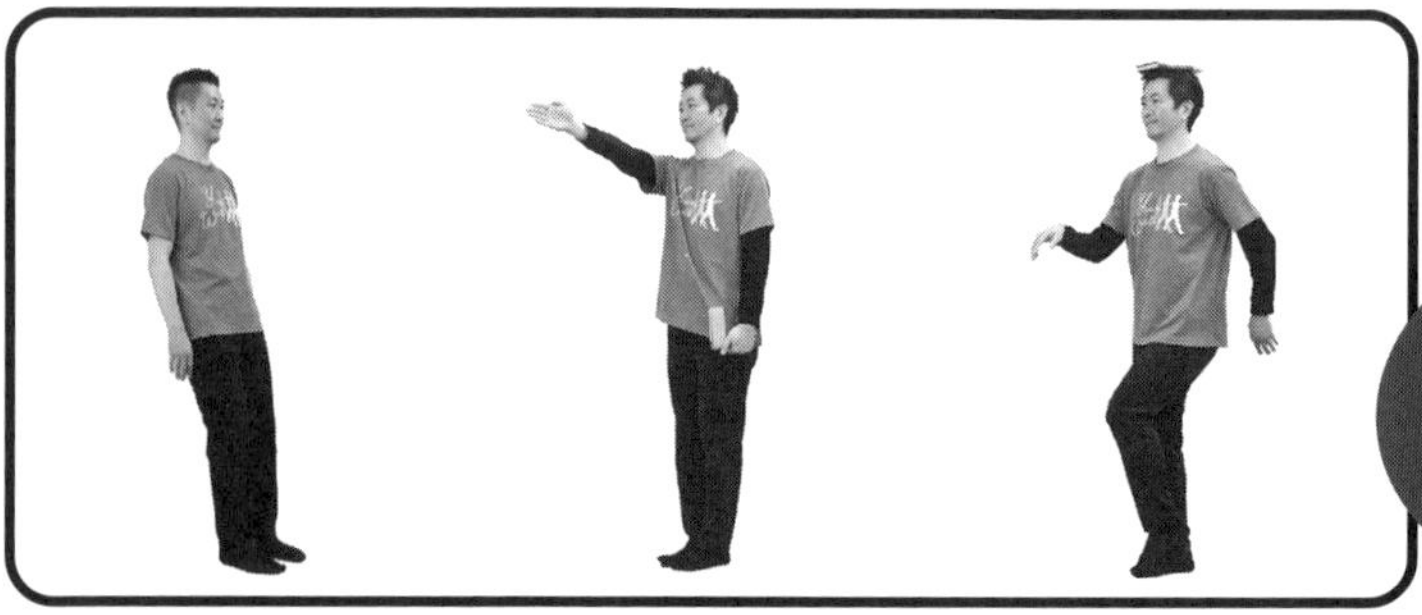

高度運動科学トレーニング動画サイトに掲載しています

高岡英夫実演指導のトレーニング法が動画で学べる

高度運動科学トレーニング動画サイト（有料）

https://douga.undoukagakusouken.co.jp/

高度運動科学トレーニング動画サイトは、「背骨1分ゆる体操」に関連する高岡英夫の高度運動科学トレーニングが学べるサイトです。

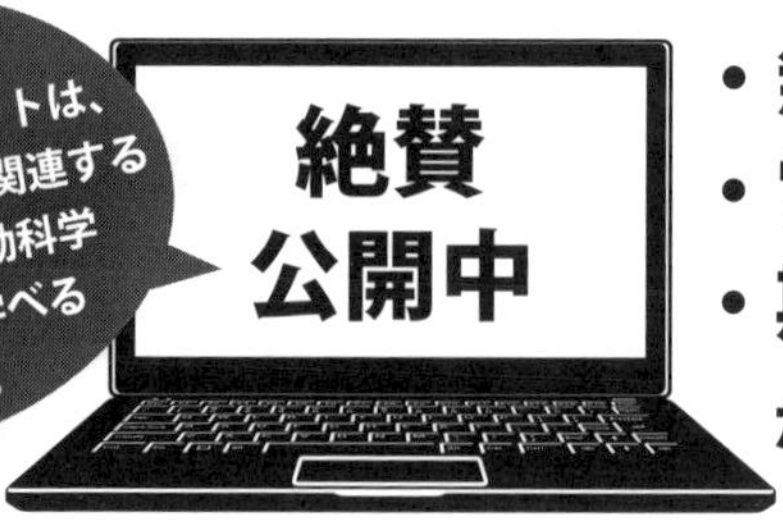

- **無料サンプル動画**
- **常設講座**
- **期間限定講座**

などを**絶賛公開中!!**

企画・監修・指導：高岡英夫（運動科学総合研究所所長）
運営：運動科学総合研究所

高度運動科学トレーニング動画サイトについての最新情報は、運動科学総合研究所Webサイトにも掲載しています。 https://www.undoukagakusouken.co.jp/